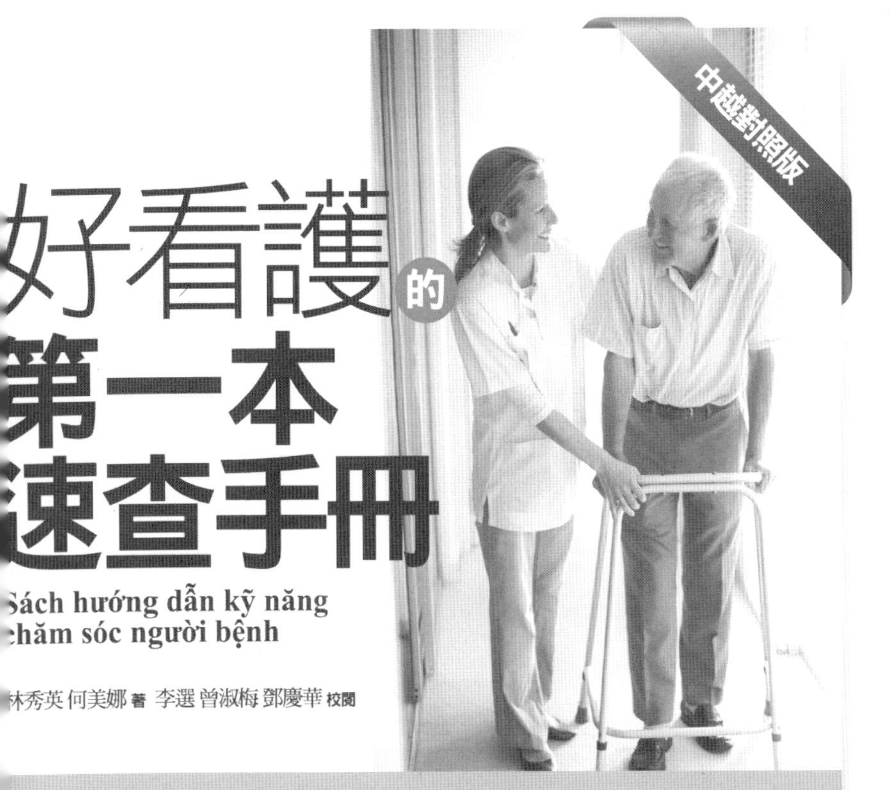

中越對照版

好看護的第一本速查手冊

Sách hướng dẫn kỹ năng chăm sóc người bệnh

林秀英 何美娜 著 李選 曾淑梅 鄧慶華 校閱

Bản đối chiếu tiếng Trung Việt

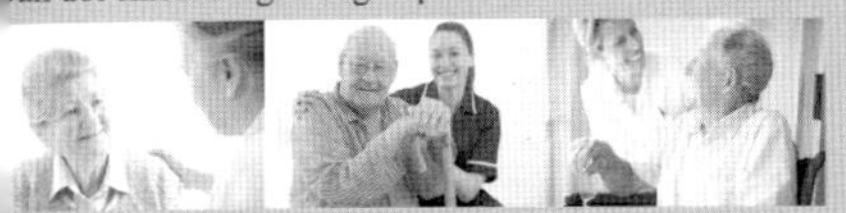

校閱者簡介

◎李選教授

▶現任

單位	職稱	年月
中山醫學大學護理學系、所	教授兼主任、所長（教字第 9271 號）	90.8～迄今
台灣護理學會	第二十七屆理事長	1 迄今
中華民國紅十字會	理事	92～迄今
中華民國護理師護士公會全國聯合會	理事	83～迄今
台灣省護理師護士公會	常務理事	83～迄今
中華民國精神衛生護理學會	理事	86～迄今
台中市護理師護士公會	常務理事	93～迄今
國際護理榮譽學會	監事	93～迄今

▶學歷

· 美國德州大學護理研究所博士（72.9～76.5）

· 美國德州大學護理研究所碩士（69.9～71.5）

· 國防醫學院護理學系學士（58.9～62.8）

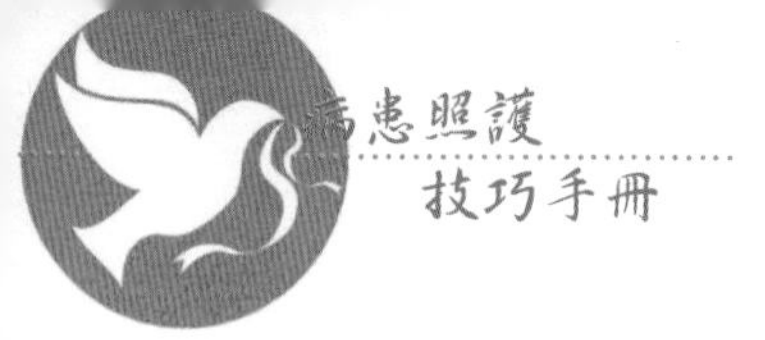

▶經歷

單位	職稱	年月
台灣護理學會	第二十七屆理事長 第二十六屆常務理事暨國際事務委員會主任委員	92～94 89～91
中華民國護理學會（前台灣護理學會）	第二十五屆常務理事暨護理教育委員會主任委員	86～88
中華民國護理學會（前台灣護理學會）	第二十四屆常務理事暨護理教育委員會主任委員	83～85
中華民國護理學會（前台灣護理學會）	第二十三屆常務理事暨臨床護理委員會主任委員	80～82
台灣護理學會（前中華民國護理學會）	第二十二屆理事	77～79
台北醫學大學護理學系、所	教授	89.8～90.7
弘光技術學院護理學系	教授兼系主任	85.8～89.7
長庚大學護理學系	教授兼系主任	78.8～85.7
國立陽明大學護理學系	副教授	76.8～78.7
美國德州州立醫院護理部	督導	72.9～76.7
美國佛州奥岱爾醫院護理部	副主任	71.9～72.8
台北榮民總醫院護理部	副護理長	67.5～69.8
國防醫學院護理學系	助教	62.8～66.7

◎曾淑梅

▶現任

· 中山醫學大學附設醫院護理部主任
· 中山醫學大學護理系兼任講師
· 中台醫護技術學院護理系兼任臨床實習顧問

▶學歷

· 中山醫學大學醫研所護理組碩士

◎鄧慶華

▶現任

· 中山醫學大學附設復健醫院督導
· 中山醫學大學護理系兼任講師
· 中台技術學院護理系兼任講師

▶學歷

· 中山醫學大學醫學研究所碩士

作者簡介

◎林秀英

▶現任

· 財團法人台中仁愛之家附設靜和醫院護理主任

▶學歷

· 中山醫學大學護理研究所碩士班進修
· 弘光科技大學護理系學士

▶經歷

· 光雄醫院內科病房護理長
· 中山醫學大學附設復健醫院護理長
· 中山醫學大學附設醫院出院準備服務護理師

◎何美娜

▶現任

· 中山醫學大學附設復健醫院臨床護理師

▶學歷

· 弘光科技大學護理系學士

▶經歷

· 中山醫學大學附設復健醫院出院準備服務護理師

推薦序

中山醫學大學附設復健醫院於民國七十八年開始營運，至今已將近十六年，復健科病房有九十三床，腦中風、腦傷以及脊髓損傷的重殘患者就占了八、九成。在患者復健早期或甚至是終身常需要一位全天候的照顧者，因此在家屬之外，常需要僱用其他照顧者來幫忙。由於經濟的因素，不少家庭不得不僱用外籍看護工來幫忙。外籍看護工雖然接受過基本的語言及照護訓練，但是照顧重殘的病患時，仍然有許多需要學習的看護技巧。

本院例行性會在床邊或者舉辦各種衛教課程，來提高患者、家屬及照顧者對傷病的認知，以及學習正確的照護技巧。近幾年大量外籍看護加入照護的行列，由於民俗文化不同、語言的隔閡，造成教導上嚴重的障礙。偶爾有翻譯人員來院時，我們會請他們幫忙溝通。由此而產生一個靈感，何不將我們平常已經做好的中文衛教單張，做一些增補，然後翻譯成各種外籍看護的本國語言，減少護理人員教導上的困難，提高看護工的照護品質。

經過本院護理部與出院準備小組的努力後，很快的就完成了中文衛教單張的製作。接下來是尋求各種常用語言（英文、越南文、泰文、印尼文）翻譯師來進行翻譯，幾經波折，最後由豐田國際開發有限公司翻譯師協助完成。之後又面臨經費以及編印排版的困難，經過院內同仁的多方努力，花了四年時間，方才完成四種外籍語言的衛教單張印製。

首先在本院試用，護理同仁覺得語言溝通的困擾減少了，經過反覆的示範教學後，外籍看護工的照護技巧果然有明顯的進步。之後，我們把這些衛教單張提供給其他醫療院所使用，得到很好的反應。因此，決定翻印成《病患照護技巧手冊》，希望資源共享，能造福更多的醫療院所、看護人員以至於患者。

在此特地感謝本院護理部以及出院準備服務組同仁們的熱心與努力！

中山醫學大學附設復健醫院院長

畢柳鶯

目錄

（越南版）

病患照護
技巧手冊

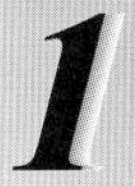

Chaêm soùc da deû

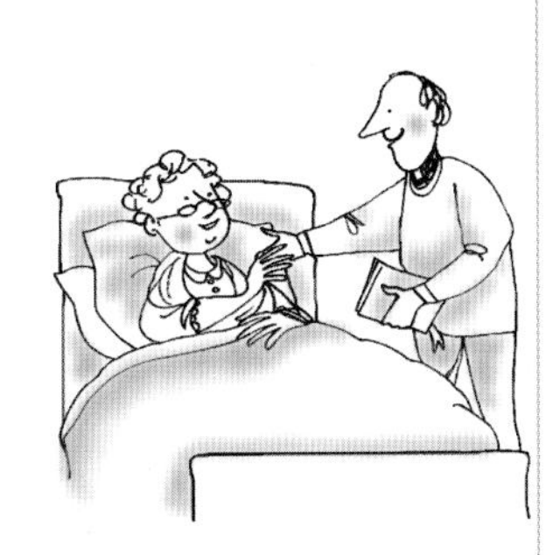

皮膚照護

一、Troïng ñieåm
重點

Traùnh lôû loeùt veát thöông.
避免壓瘡。

✤Lôû loeùt
壓瘡：

▶Vì da thöôøng xuyeân bò doàn eùp, daãn ñeán tuï maùu ôû phaàn da naøy, da coù veát ñoû hoàng leân, gaây ra caùc hieän töôïng phoàng roäp nöôùc, raùch da, da bò hoûng. Ñi keøm seõ laø caùc trieäu chöùng soát, ñau, sinh muû, gaây

ra laây nhieãm, beänh nhieãm truøng maùu.

因爲皮膚受壓迫，導致該部位發生血流阻塞，皮膚產生發紅、形成水泡、破皮、皮膚壞死、潰瘍等現象。伴隨發燒、疼痛、化膿等症狀，引起感染、敗血症等。

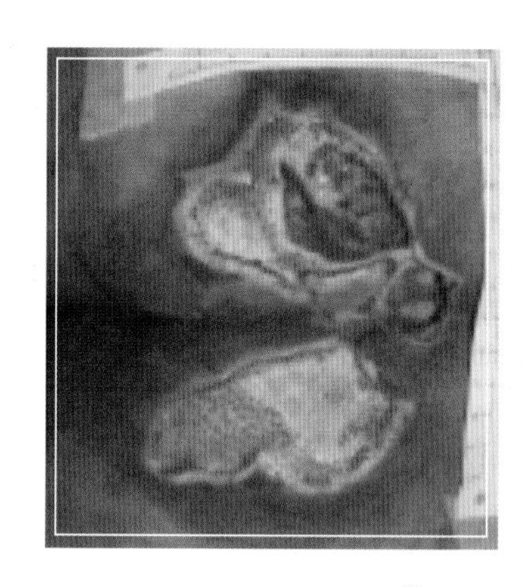

二、Nguyeân nhaân

原因

Khoâng hoaït ñoäng vaø thay ñoåi vò trí, suy dinh döôõng, thieáu maùu, phuø nöôùc, laõo hoaù, bò ñeø neùn, bò xaùt da, aåm öôùt, khoâng saïch seõ, toån thöông ngoaøi da, maát khaû naêng khoáng cheá ñaïi tieåu tieän.

無法活動及更換姿勢、營養不良、貧血、水腫、衰老、壓迫、皮膚摩擦、潮濕、不乾淨、皮膚有外傷、大小便失禁等。

三、Nhöõng choã deã xaûy ra
容易發生的部位

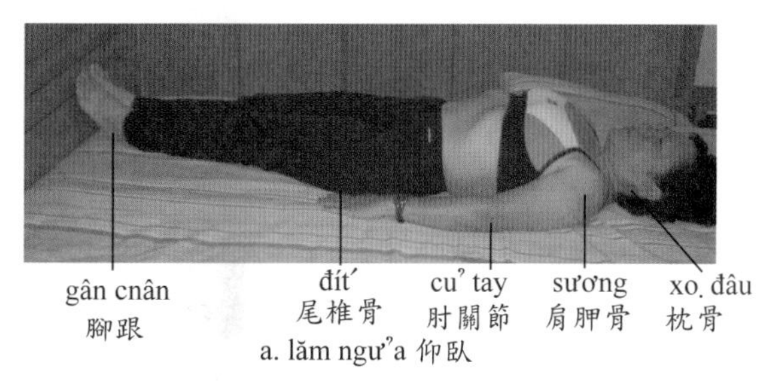

a. lăm ngưˀa 仰臥

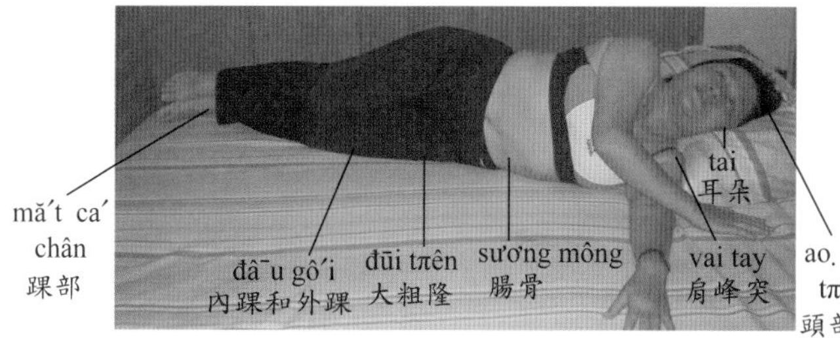

b. lăm nghiêng 側臥

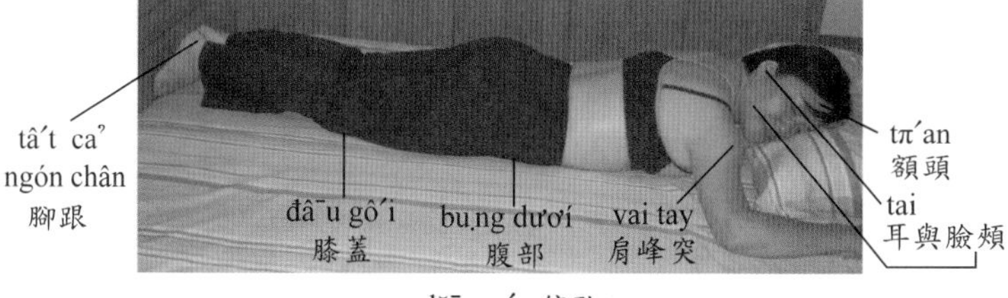

c. lă¯m u′p 俯臥

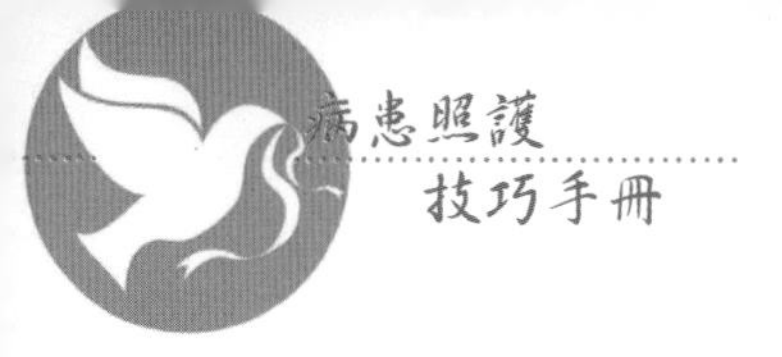

四、Caùch phoøng traùnh
預防方法

1. Ít nhaát 2 tieáng phaûi ñoåi vò trí, laät ngöôøi moät laàn, ñeå traùnh bò doàn eùp vaøo ñuùng moät choã. Neáu naèm ôû vò trí nghieâng thì khoâng ñöôïc vöôït quùa nöûa tieáng. Neáu da coù veát ñoû, thì khoâng ñöôïc eùp vaøo vò trí ñoù, phaûi ruùt ngaén khoaûng caùch laät ngöôøi laïi.
   至少每 2 個小時更換姿勢、翻身一次，避免同一部位受壓太久。若翻向肢體麻痺側，時間不可超過半小時。若皮膚有發紅部位，則勿壓迫該部位，應縮短翻身的間隔時間。

2. Khi aùp duïng tö theá ngoài, phaûi laøm ñoäng taùc vaän ñoäng naâng ñôõ 15-20 phuùt moät laàn hoaëc thay ñoåi vò trí tö theá 10-15 giaây.
   採坐姿時，每 15-20 分鐘做撐起運動或改變姿勢 10-15 秒。

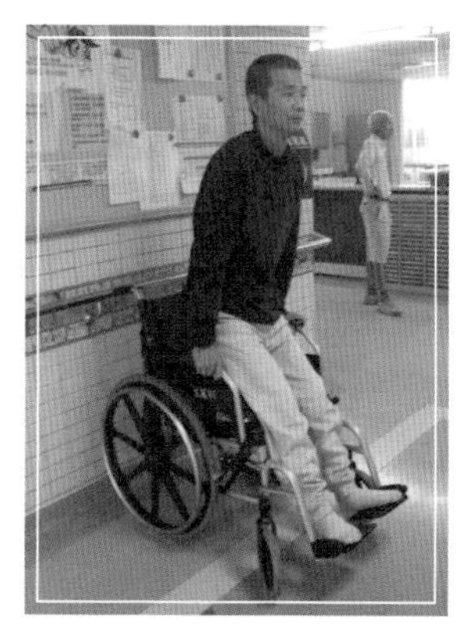

圖(一)

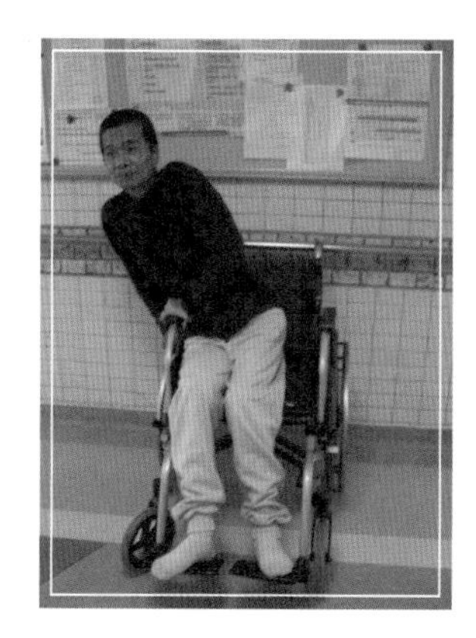

圖(二)

3. Ñaàu giöôøng khoâng ñöôïc ñieàu chænh cao ôû goùc 30 ñoä, neáu phaûi ngoài thì cuoái giöôøng cuõng phaûi naâng cao nhö vaäy, ñoàng thôøi ôû phaàn chaân phaûi ñieàu chænh vò trí ñôõ phuø hôïp.
   床頭勿搖高於 30 度角，若要坐起，必須床尾同時搖高，並在腳部給予適當的支托。

4. Coù theå duøng goái, chaên ñeäm, chaên, quaû caàu nöôùc hoaëc nhöõng vaät meàm ñeå choáng ñôõ nhöõng choã ñaàu xöông deã bò chaán thöông.
   可利用枕頭、棉墊、棉被、水球或其他柔軟的工具置於易受壓的骨突處，支撐身體。

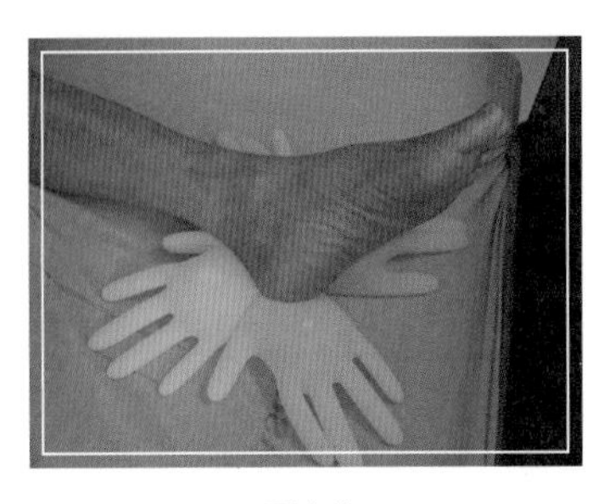

圖(一)

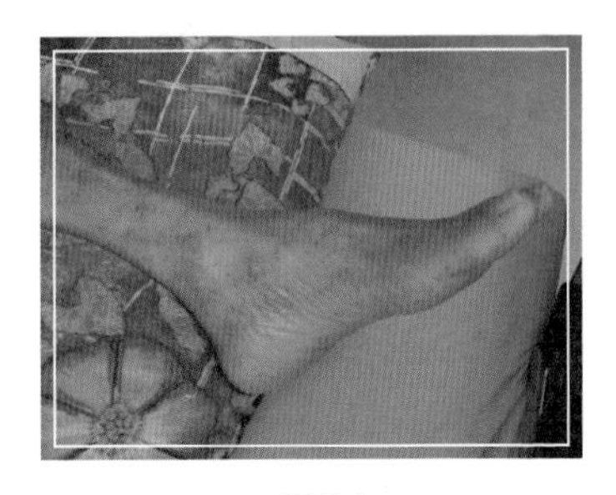

圖(二)

5. Söï duïng vaät döï phoøng, ví duï : giöôøng ñeäm khí.
使用預防性工具，例如：氣墊床。

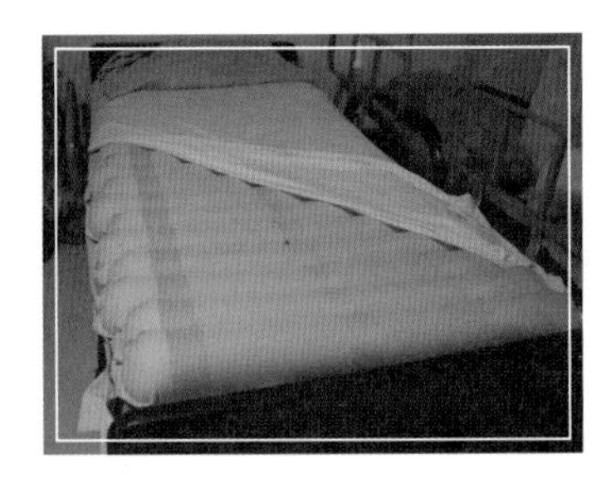

6. Söû duïng ñeäm giuùp vaän chuyeån, laät ngöôøi, hoaëc hai ngöôøi cuøng phoái hôïp beá, khoâng ñöôïc duøng caùch keùo leâ.
利用床單協助搬運、翻身，或兩人合抱，勿用拖拉的方式。

7. Luoân ñaûm baûo laøn da saïch seõ khoâ raùo, coù theå duøng kem söõa ñeå xoa.
保持皮膚清潔、乾燥，可以使用乳液按摩。

8. Luoân luoân boå sung chaát dinh döôõng vaø nöôùc.
充足的營養與水分。

9. Quaàn aùo, ga giöôøng ñeàu phaûi meàm, ga traûi phaúng, khoâng ñöôïc ñeå nhaøu naùt.
衣物、床褥要柔軟，床單要鋪平整，勿有皺褶。

10. Traùnh ñeå traàn thöông ngoaøi da.
避免造成外傷。

11. Thöôøng xuyeân ñeå maét ñeán ngöôøi beänh, ñaëc bieät laø vieäc ñeå tay chaân. Sau khi chaân tay baïi lieät, caûm giaùc ñau cuûa ngöôøi beänh thöôøng maát, khoâng theå caûm nhaän ñöôïc vieäc ñau, hoaëc bò ñeø neùn, raát deã toån thöông.
常檢視病患，尤其是肢體的擺位。肢體癱瘓後，病患患部的感覺會消失，無法感覺疼痛或受壓，極易受傷。

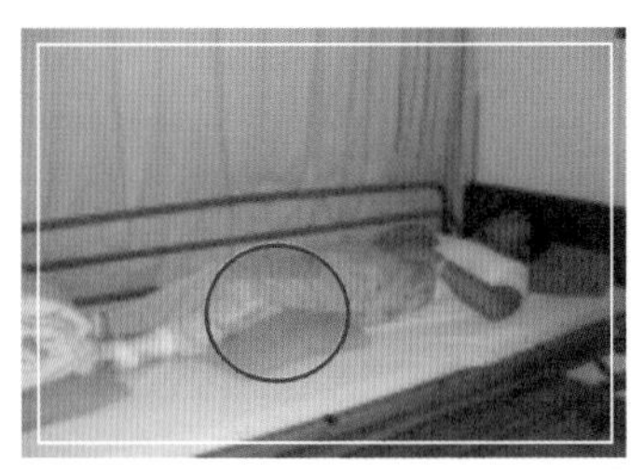

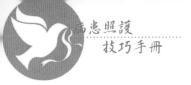

圖(一)

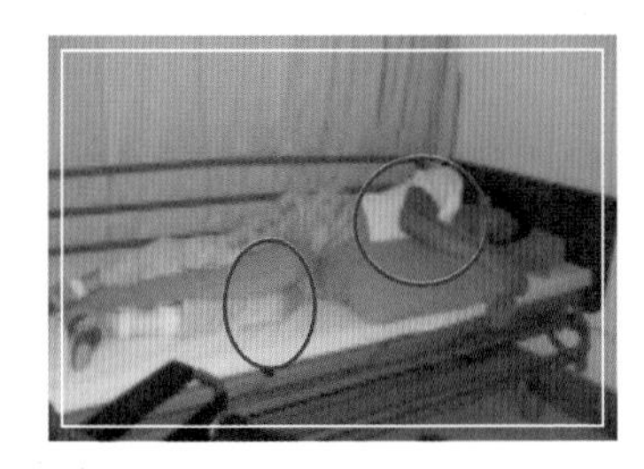

圖(二)

12. Moãi khi laät ngöôøi, ñeàu phaûi kieåm tra tình traïng cuûa da.

每次翻身時，檢查皮膚狀況。

2 Gội đầu cho người bệnh như thế nào

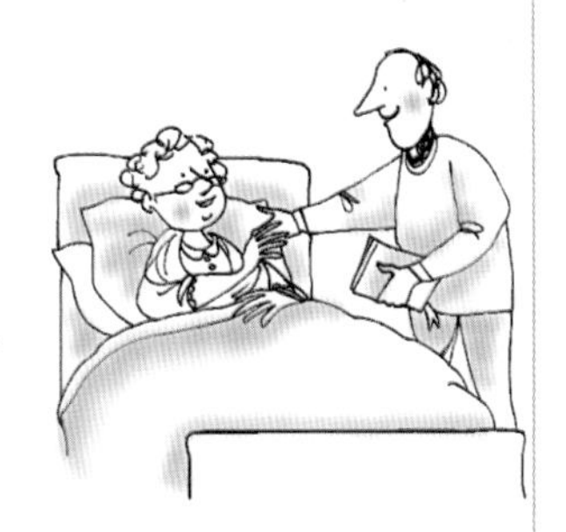

如何給予病患洗頭

Bạn bao lâu mới ngội đầu một lần? Sau khi ngội đầu xong bạn thấy dễ chịu mát mẻ phải không? Người bệnh mà bạn chăm sóc bình thường cũng phải ngội đầu như bạn phải không?

您多久洗一次頭？洗頭後是否覺得清爽舒適？您所照顧的病患，是否也跟您一樣常常洗頭？來做做看，一點也不難，爲病患洗個頭，會讓病患舒服好一陣子喔！

- Nếu như họ có thể xuống giường thì mỗi tuần gội từ 1 đến 2 lần trong nhà tắm.
  如果他可以下床，請每週到浴室洗頭一至二次。

- Nếu như họ không thể xuống giường được mà phải gội đầu

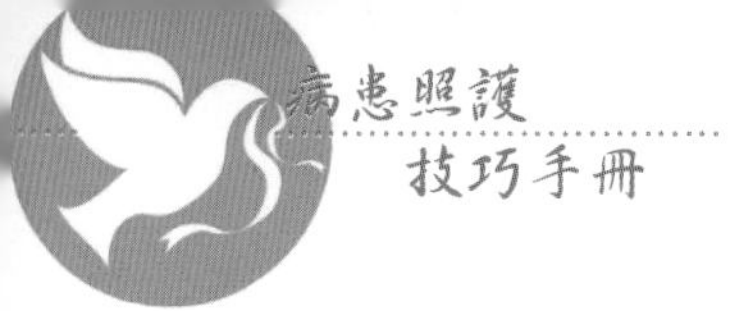

ở trên giường thì bạn phải chuẩn bị các đồ dùng sau:
如果他不方便下床，則在床上洗頭，您需準備下列用物：

Hai cái thùng (một cái đựng nước sạch còn một cái đựng nước bẩn), nước sạch, khăn tắm, khăn mặt, túi nilong to hoặc gối gội đầu, dầu gội đầu, lược, máy sấy tóc.
兩個水桶（分別裝清水與髒水）、水瓢、大毛巾和小毛巾、大型塑膠袋或洗頭墊、洗髮精、梳子、吹風機。

✤Trước khi pha nước nhớ phải thử độ ấm của nước bằng mặt sau của tay.
裝水前別忘了先用手背測試水溫喔！

1. Chuẩn bị gối gội đầu hoặc tự tạo máng gội đầu.
備好洗頭墊或自製洗頭槽。

2. Khăn tắm cuộn tròn lại-đặt phía dưới của túi nilong-làm thành hình móng ngựa để cố định túi nilong.
大毛巾捲成長筒狀——放入大塑膠袋底部——做成馬蹄型以膠帶固定。

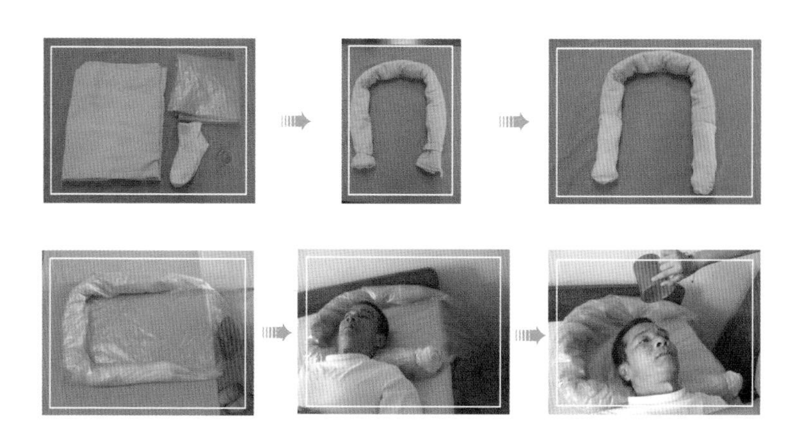

3. Giúp người bệnh nằm xuống, đặt đầu ở phía cạnh giường-gối gội đầu đặt dưới cổ còn phía dưới đặt một cái thùng đựng nước bẩn.
   協助他平躺，頭移到床沿——洗頭墊（槽）放在頭頸部，其下擺放在預裝髒水的桶中。

4. Cho dầu gội đầu vào gội và gãi nhẹ, sau đó xả sạch bằng nước sạch. Có thể gội lại cho đến khi đầu sạch, chú ý không được để cho nước và dầu gội đầu bắn vào mắt và tai của người bệnh.
   以洗髮精搓洗頭髮，抓抓癢，再以清水沖洗，可重複此步驟直到乾淨爲止，注意水或泡沫勿跑到眼睛及耳朵。

5. Sau khi lấy khăn mặt khô bao lấy tóc, chuyển khỏi các vật dụng, đặt người bệnh nằm ở vị trí thích hợp và rút khăn tắm ở trong túi nilong ra lau khô tóc. Cũng có thể sử dụng máy sấy tóc để sấy khô tóc, sau đó chải đầu cho bệnh nhân
以乾毛巾包裹頭髮，移去用物，安排好舒適臥位後，再取出塑膠袋中的大毛巾來擦乾頭髮，也可以使用吹風機將頭髮吹乾，之後梳理整齊即可。

✤Xem xem bệnh nhân bây giờ có dễ chịu không? Và cũng đừng có quên là đã làm cho mình có một niềm vui!
看看病患現在是否神清氣爽？別忘了，也給自己一個大大的喝采！

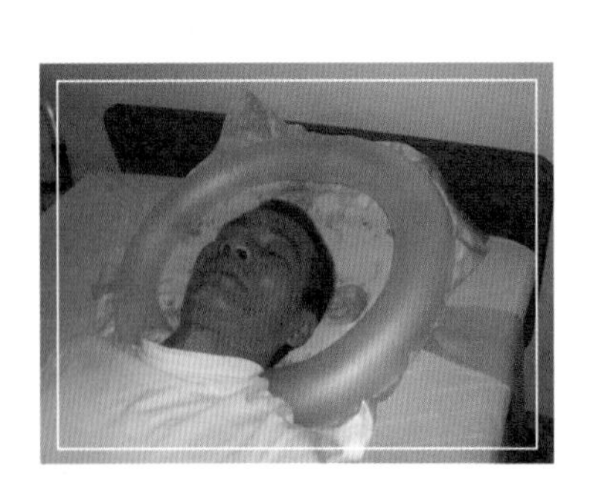

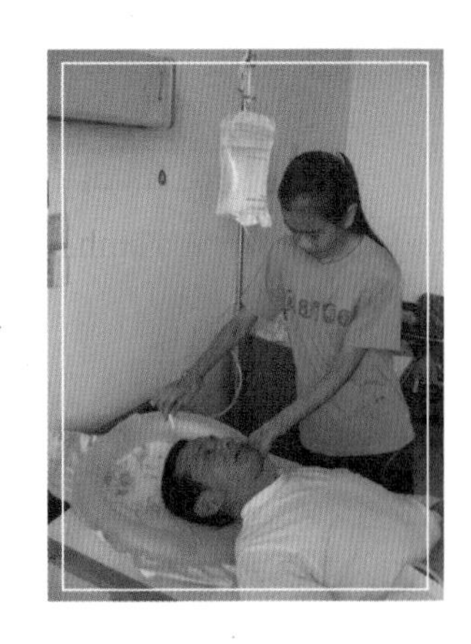

3 Veä sinh khoang mieäng vaø röûa maët

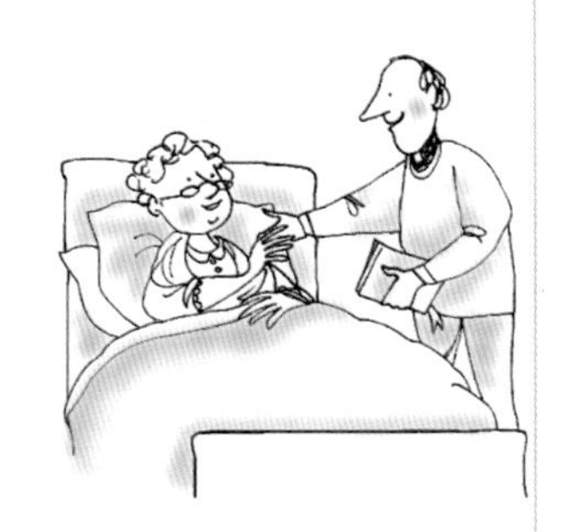

口腔清潔與洗臉

Moãi saùng thöùc daäy, sau khi ñaùnh raêng röûa maët xong, baïn coù caûm thaáy deã chòu khoâng? Thì cuõng gioáng nhö oâng aáy. Vieäc aên uoáng ñeàu thoâng qua mieäng, neân vieäc mieäng coù muøi laø khoâng theå traùnh khoûi, haõy giuùp oâng aáy laøm veä sinh khoang mieäng vaø röûa maët vaø cuøng oâng aáy ñoùn moät ngaøy môùi nheù.

早上起床，刷牙洗臉後是不是覺得很舒服？對病患來說也是一樣的，未經口進食口腔的異味是難免的，幫助病患清潔臉及口腔後，與病患一起迎接新的一天。

一、Baïn caàn phaûi chuaån bò nhöõng thöù sau
您需準備的用物

Khaên maët, nöôùc xuùc mieäng, nöôùc saïch, que boâng laøm saïch khoang mieäng, chaäu coù pha saün nöôùc aám.
毛巾、清水、漱口水、口腔棉籤、臉盆盛溫水。

二、Caùc böôùc
步驟

1. Röûa tay.
洗手。

2. Huùt ñôøm.
抽痰。

3. Giuùp ñôõ ngöôøi beänh laät nghieâng ngöôøi.
協助病患側躺。

4. Duøng que boâng thaám öôùt khoang mieäng, laøm saïch nhöõng dòch tieát ra trong khoang mieäng.
將口腔棉籤沾濕，清除口內分泌物。

5. Que boâng thaám qua nöôùc xuùc mieäng, laøm saïch raêng, chaân raêng vaø keõ raêng.
將口腔棉籤沾漱口水，清潔牙齒、牙縫及牙齦。

6. Thaám öôùt khaên maët, phaàn caàn phaûi laøm veä sinh laø: maét-tai-hoùc muõi-xung quanh maët.
毛巾沾濕，清洗部位應爲：眼睛－耳朵－鼻孔周邊－臉部。

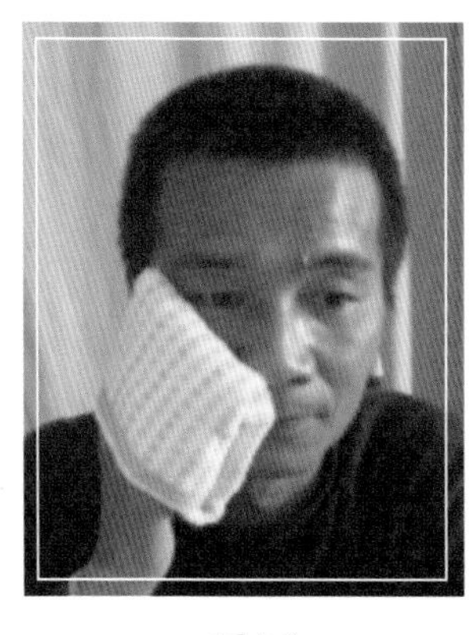
圖(一)

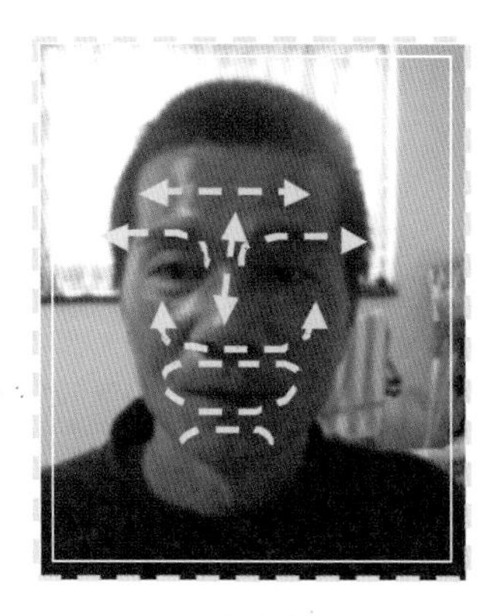
圖(二)

7. Hoaøn taát, trôû ngöôøi beänh naèm ôû vò trí cuõ.
完畢，協助病患翻回原位。

三、Nhöõng ñieàu caàn chuù yù
注意事項

1. Neáu ñoái vôùi nhöõng ngöôøi beänh coù nhaän thöùc roõ raøng, tay chaân vaãn coù theå cöû ñoäng, thì coù theå chuaån bò saün kem ñaùnh raêng, baøn chaûi ñaùnh raêng,

khaên maët, ñöùng ôû beân caïnh giuùp ñôõ ngöôøi beänh töï ñaùnh raêng laø ñöôïc, nhöng khoâng ñöôïc ñeå nöôùc thaám chaûy ngöôïc vaøo trong vaø xung quanh vuøng mieäng khí quaûn.

若意識清楚，上肢可活動自如，可將牙膏、牙刷、毛巾備好，在旁協助他自行刷牙即可，但不可使水濺到氣管切口內及周邊

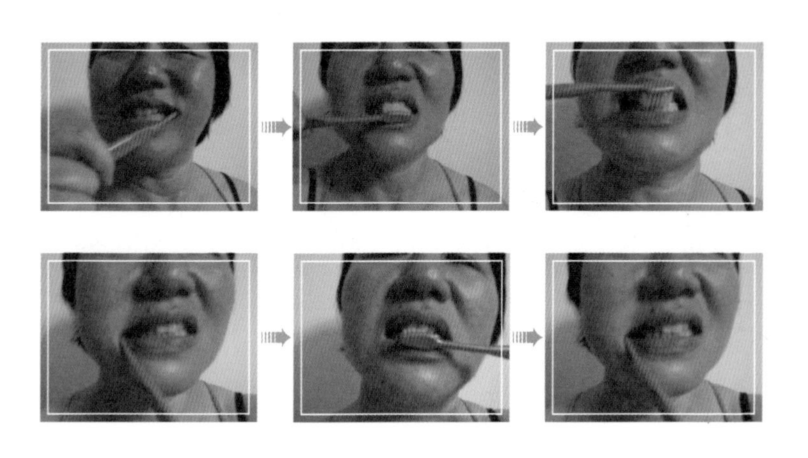

2. Khi duøng que boâng laøm veä sinh khoang mieäng tuyeät ñoái khoâng ñöôïc thoïc vaøo quùa saâu, traùnh laøm ngöôøi beänh noân.

清洗時，口腔棉籤不要插入太深，避免嘔吐。

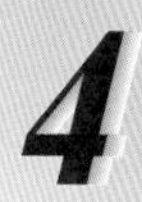

4 Veä sinh chaân vaø tay

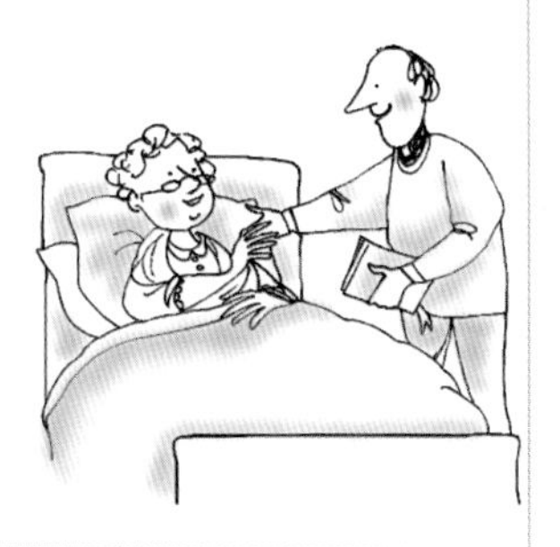

如何清潔病患的手和腳

Baïn coù nghi ngôø gì khoâng khi chaân tay hoaït ñoäng khoâng coøn ñöôïc thuaän tieän thì hoï coù nhu caàu veä sinh chaân tay moãi tuaàn hay khoâng? Baïn maïnh khoeû thì haøng ngaøy ñeàu taém röûa, röûa tay, nhöõng ñoäng taùc naøy laøm da baïn ñöôïc thay môùi töï nhieân, neáu tay chaân ngöôøi baïn chaêm soùc khoâng thuaän lôïi khi gaëp nöôùc, da seõ daàn daàn daøy leân vaø khoâng theå bong ra ñöôïc nöõa, ngaên caûn söï hoâ haáp cuûa da, ñoàng thôøi ñaây coøn laø nguoàn thöùc aên öa thích cuûa caùc loaïi vi khuaån soáng treân da, vì vaäy neáu baïn veä sinh da thöôøng xuyeân thì seõ laøm cho da khoâng coù muøi cuõng nhö khoâng taïo moâi tröôøng soáng cho caùc loaïi vi sinh vaät treân da, ñoàng thôøi baïn cuõng luoân caûm thaáy

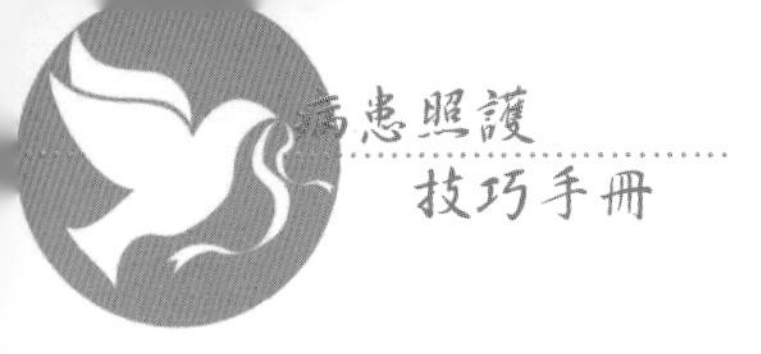

thoaûi maùi, deã chòu.

您是否曾懷疑，手腳活動不方便的病患是否需要每週徹底清潔手和腳？健康的您每天洗澡、洗手，這些動作讓皮屑自然脫落，但是您的病患不方便碰水，所以皮屑逐漸增厚而無法脫除，阻礙了皮膚的呼吸，而皮屑是細菌喜歡的食物，如果您能幫助病患定期去除，則發炎的機會及身體的異味會自然消失，病患也會過得更舒適。

- Nhöõng ngöôøi coù theå xuoáng giöôøng vaän ñoäng ñöôïc → moãi laàn lau ngöôøi hay taém, phaûi duøng xaø phoøng chaø kyõ tay chaân, ñaëc bieät laø caùc keõ ngoùn tay, keõ ngoùn chaân, keõ tay chaân phaûi röûa saïch sau ñoù lau khoâ.
  可下床活動者→每次淋浴或盆浴時，徹底以肥皂清潔每一隻手指、腳趾，尤其是指（趾）間，需搓揉至乾淨爲止 。

- Nhöõng ngöôøi khoâng thuaän tieän cho vieäc xuoáng giöôøng → coù theå löïa choïn vieäc veä sinh tay chaân sau moãi laàn taém xong (ngoaøi keùo caét moùng chaân moùng tay, khoâng caàn chuaån bò theâm duïng cuï naøo khaùc), hoaëc laø chæ veä sinh rieâng tay chaân (caàn chuaån bò ñeäm, chaäu, khaên maët, xaø phoøng, keùo caét moùng tay moùng chaân.)

不方便下床者→選擇在某一次擦澡時完成（除指甲剪外，不需特別準備用物），單獨完成（需備塑膠墊、盆、毛巾、肥皂、指甲剪）。

✤Khoâng ñöôïc queân kieåm tra nöôùc xem coù ñuû ñoä noùng khoâng ñaáy nheù!

別忘了進行前，先測試水溫喔！

✤Caùc böôùc thöïc hieän

步驟：

1. Sau khi ñaõ traûi ñeäm cao su leân giöôøng, cho nöôùc noùng aám vaøo chaäu vaø mang leân.

   將塑膠墊放置床上，裝溫熱水盆放置於塑膠墊上。

2. Cho moät tay cuûa ngöôøi beänh vaøo trong chaäu, ñeå ngaâm khoaûng moät vaøi phuùt, sau ñoù duøng xaø phoøng ñeå röûa saïch ñaëc bieät laø caùc keõ ngoùn tay, sau ñoù röûa saïch xaø phoøng vaø chuyeån sang röûa tay kia, caùch laøm cuõng nhö vôùi tay vöøa röûa xong.

   將一側的手放入盆中，浸泡數分鐘，再以肥皂搓洗每一隻手指，尤其指縫，沖水洗淨後再換另一側手，以相同方法執行。

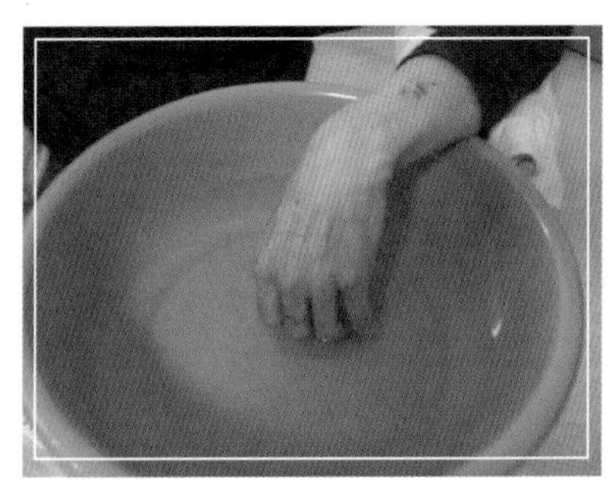

3. Sau khi veä sinh tay xong thì chuyeån sang laøm veä sinh chaân, vôùi chaân thì cuõng thöïc hieän veä sinh nhö tay, chuù yù ñeán caùc keõ ngoùn chaân, vaø phaûi coï röûa cho thaät saïch ñeå lôùp da cheát bò bong ra.
手部完成後，進行腳的浸泡與搓洗，方法同前，注意趾間清洗至無皮屑止。

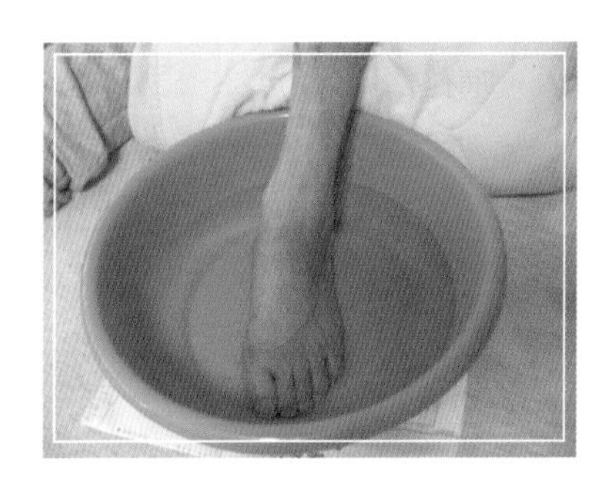

4.Caét moùng tay cho ngöôøi beänh phaûi caét khoâng ñöôïc taïo thaønh hình voøng cung.
修剪手指甲，應成弧形（圓）。

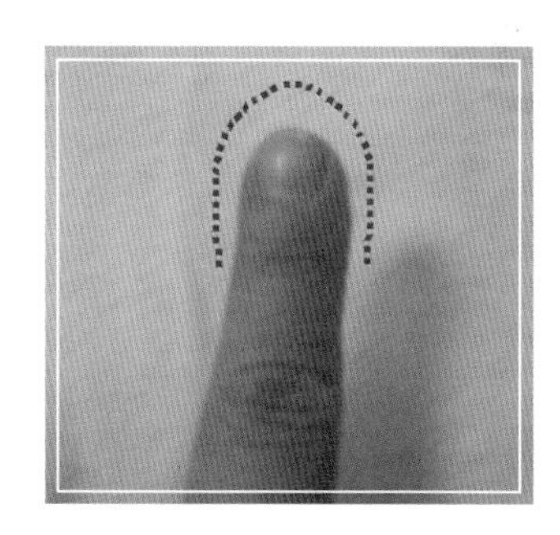

5.Caét moùng chaân cho ngöôøi beänh phaûi caét baèng, hai beân meùp gaén lieàn vôùi phaàn thòt neân phaûi khi caét phaûi caét töøng ñoaïn ngaén moät nhöng khoâng ñöôïc laøm toån thöông ñeán da thòt.
修剪腳趾甲，應修平，以防兩端長入趾肉內，修剪腳趾甲時應修短，但不可傷及皮肉。

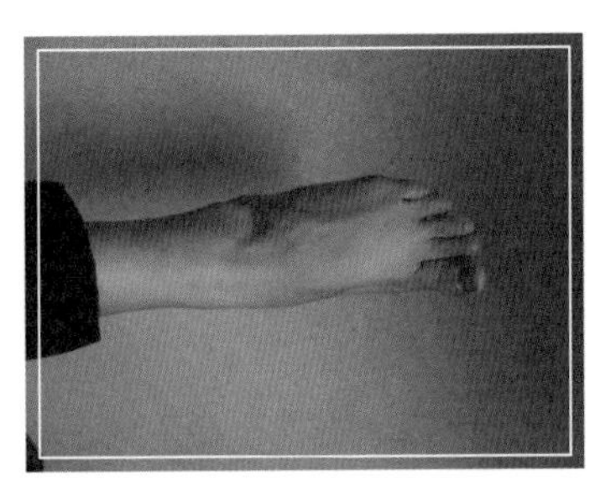

5 Phương pháp cho người bệnh uống thuốc đúng cách

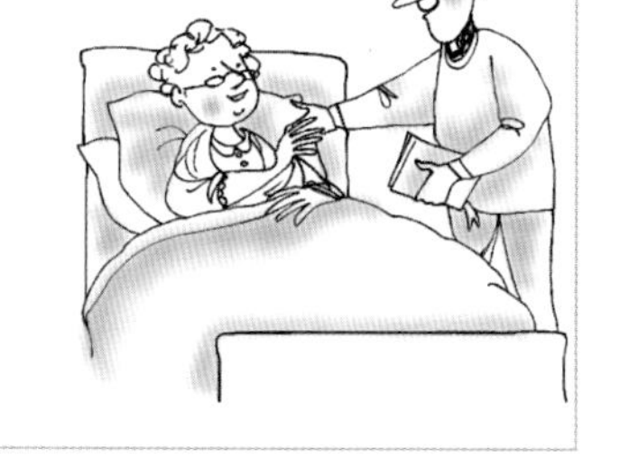

病患正確的給藥

一、Thời gian cho uống thuốc
給藥的時間

- Hàng ngày　每天
- Buổi sáng　上午
- Buổi trưa　中午
- Buổi tối　晚上
- Trước khi đi ngủ　睡前
- Trước khi ăn cơm　飯前
- Sau khi ăn cơm　飯後
- Mỗi buổi tối　每晚
- Đưa giữa hai bữa ăn　兩餐之間給予

· Ngày uống một lần, uống trước khi ăn sáng (hai lần, ba lần)
一天一次早餐前服用（二次、三次）

· Ngày uống hai lần, uống sau khi ăn
一天二次飯後服用

· Ngày uống ba lần, uống sau khi ăn
一天三次飯後服用

· Ngày uống bốn lần, uống sau khi ăn và trước khi đi ngủ
一天四次飯後及睡前

· Cách 1 tiếng (2 tiếng, 3 tiếng, 4 tiếng) cho uống 1 lần
每小時一次（2 小時、3 小時、4 小時）

· Buổi sáng ngày mai　明天早上
· Ngừng ăn　禁食
· Khi cần thiết　需要時
· Cho uống khi cần thiết (1 lần)　如需要時給予（一次）
· Cứ cách 1 ngày　每隔一天
· Lập tức cho uống　立即給予

二、Số lượng thuốc cho uống
給藥劑量

· Mỗi loại 1 viên (2 viên)　各一顆（二顆）
· Lượng cc (có vạch đo)　毫升（立方公分）cc
· Giọt (1 giọt, 2 giọt, 3 giọt)　滴（一滴、二滴、三滴）
· Nắp　盎司

· 1 thìa (2 thìa)　　一湯匙（二湯匙）

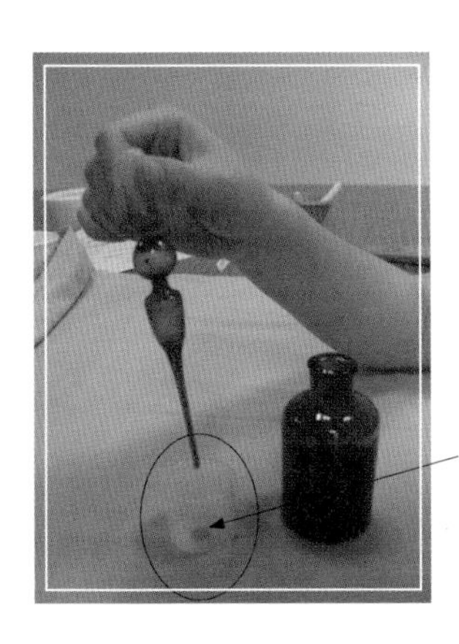

三、**Tính chất của thuốc**

藥物性質

- Dẻo　　膠囊
- Loãng 100 cc (200 cc)　　稀釋 100 cc（200 cc）
- Chất lỏng　　液體
- Thuốc mỡ　　藥膏
- Thuốc tiêm　　錠劑
- Thuốc bột　　粉劑
- Có vị ngọt　　糖漿
- Thuốc viên　　片劑

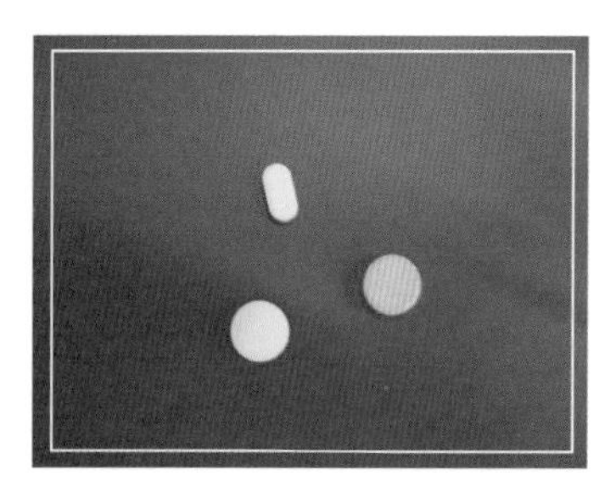

Thuốc tiêm 錠劑

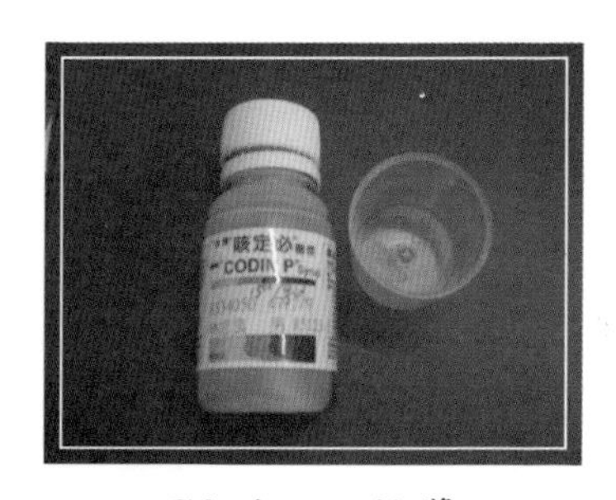

Có vị ngọt 糖漿

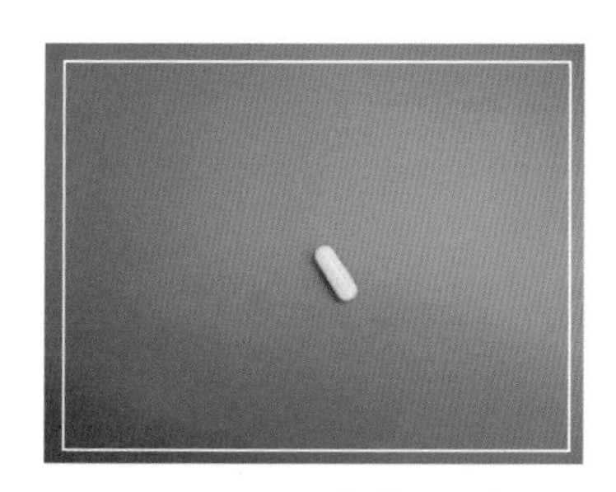

Dẻo 膠囊

四、Những vùng có thể dùng thuốc 給藥途徑

- Uống 口服
- Ngậm 舌下服用
- Hậu môn (thuốc phụt) 肛門給藥（塞劑）
- Tai trái 左耳
- Tai phải 右耳

- Hai tai　雙耳
- Mắt trái　左眼
- Mắt phải　右眼
- Hai mắt　雙眼
- Tiêm dưới da　皮下注射
- Tiêm những chỗ có thịt　皮內注射
- Tiêm bắp　肌肉注射

五、Những phần có thể tiêm (tiêm theo thứ tự dưới đây) 注射部位（依照下列順序部位注射）

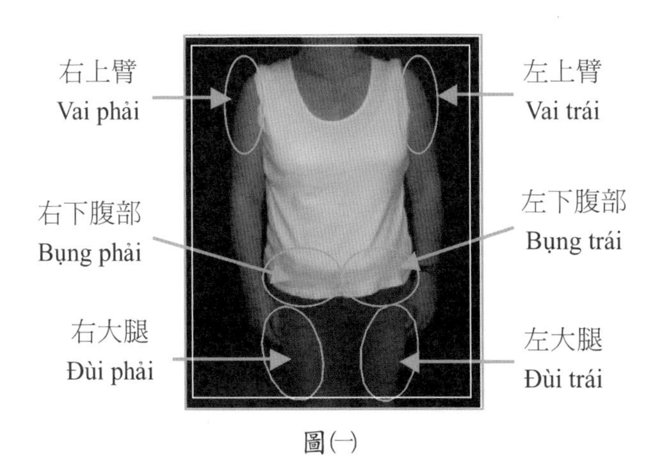

圖(一)

右臀
Mông phả

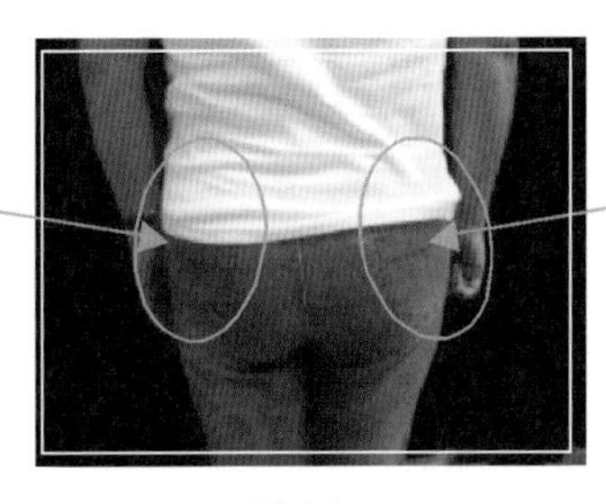

左臀
Mông trái

圖(二)

六、Điều khác (thay thuốc cho vết thương)
其他（傷口換藥）

- Bông thuốc 藥布
- I-ốt 優碘
- Nước muối sinh lý 生理食鹽水
- Bông đệm 棉墊
- Bông gạc 紗布
- Bông ngoáy 棉花棒
- Bông dán 膠布
- Thuốc mỡ 藥膏

6 Luyeän taäp caùch nuoát vaø cho aên

如何進行吞嚥訓練及餵食

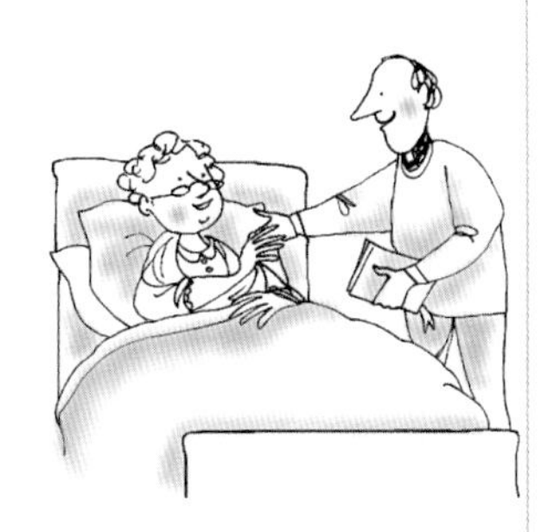

Thöùc aên ñöôïc ñöa vaøo daï daøy töø mieäng laø nieàm vui lôùn cuûa con ngöôøi, neáu ngöôøi beänh coù theå aên ñöôïc vaø thöôûng thöùc ñöôïc muøi vò ngon laønh cuûa caùc moùn aên thì ñoù laø moät ñieàu thaät tuyeät vôøi! Tuy nhieân do beänh taät neân coù moät soá beänh nhaân phaûi duøng oáng xoâng ñeå ñöa thöùc aên vaøo ruoät, nhöng cuøng vôùi söï hoài phuïc cuûa beänh taät thì oáng xong seõ ñöôïc ruùt ra, hoaëc chæ duøng ñeå ñöa caùc thöùc aên khoù nuoát vaøo daï daøy, tuy vaäy tröôùc khi ngöôøi beänh coù theå aên ñöôïc baèng ñöôøng mieäng thì baïn caàn phaûi luyeän cho beänh nhaân caùch nuoát thöùc aên.

能夠從口吃東西，是人生至大的快樂，如果一個人能保有由口享受美味大餐的能力，該是多美好的一件事！病

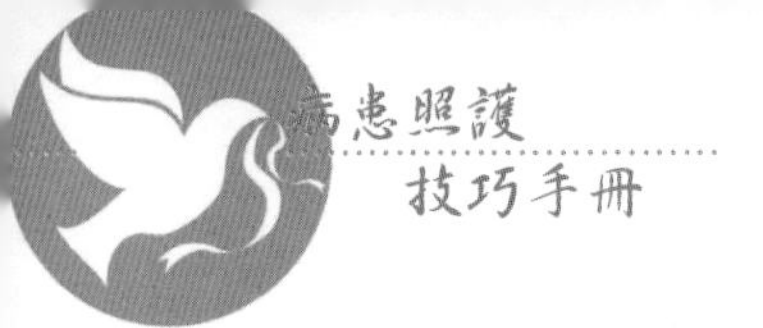

患可能因病暫時以鼻胃管補充養分，但是這管子是可以隨病情改善而拔除或只補充由口所沒辦法吃的食物，不過在讓病患成功的由口吃東西前，需要您訓練他（她）吞東西的能力。

一、Vaäy baïn coù bieát khi naøo thì coù theå luyeän cho ngöôøi beänh nuoát thöùc aên khoâng

何時可訓練他（她）吞東西

Neáu ngöôøi beänh coù phaûn öùng ñoái vôùi kích thích ngoân ngöõ, ñoàng thôøi khi ñeå ngöôøi beänh uoáng nöôùc hôi saùnh maø khoâng bò ho, nhö vaäy laø coù theå ñeå ngöôøi beänh baét ñaàu luyeän taäp ñöôïc.

如果他開始對語言刺激有反應，並以棉籤沾水讓病患吞嚥無咳嗽發生，即可以開始訓練。

二、Caùc duïng cuï maø baïn caàn chuaån bò goàm coù

您需要準備的用物

1. Khaên aên (quaán treân ngöôøi).

   毛巾（圍在身上）。

2. Ñoà aên, caùc loaïi ñoà aên duøng cho vieäc luyeän taäp coù theå laø thaïch, thaïch hoa quaû, ñaäu huõ, sau khi thaønh coâng thì coù theå duøng caùc ñoà aên meàm hoaëc

caùc loaïi ñoà aên chöùa nhieàu nöôùc ñeå luyeän cho ngöôøi beänh.

食物：吞嚥訓練初，宜採用果凍、愛玉、布丁、豆花等，成功後可採用一般軟質或液體食物。

3. Thìa nhoû vaø duïng cuï ñöïng ñoà aên.

裝食物容器及小湯匙。

三、Caùc böôùc thöïc hieän

步驟

1. Phaûi duy trì veä sinh khu vöïc cho ngöôøi beänh aên, vaø phaûi chuù yù vaøo vieäc cho ngöôøi beänh aên.

維持進餐環境安靜，將注意力集中在進食上。

2. Giuùp ngöôøi beänh ngoài daäy khoaûng 60-90 ñoä so vôùi maët giöôøng, ñaët goái ra sau ñaàu, quaøng khaên aên leân, phaûi duy trì sao cho ngöôøi beänh coù ñöôïc tö theá thoaûi maùi nhaát khi aên.

協助病患起身至 60-90 度，以枕頭放頭後，毛巾置於臉頰下，維持舒適的進食姿勢。

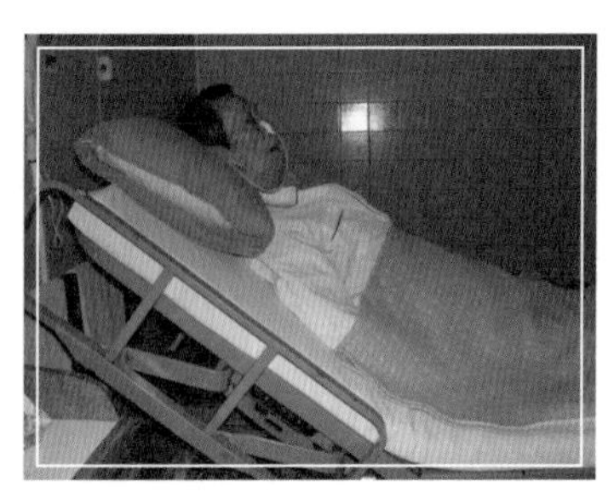

圖(一)

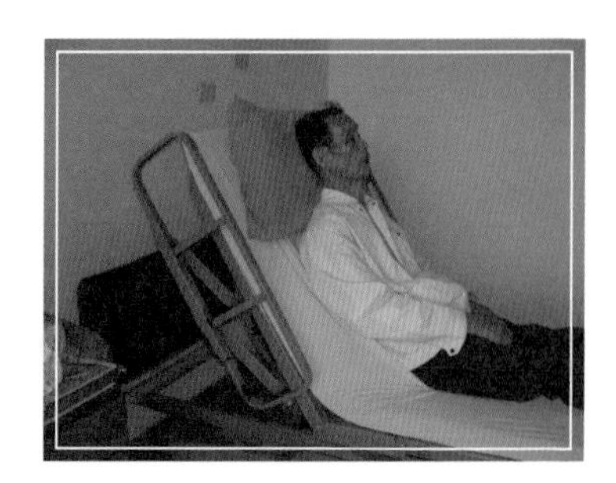

圖(二)

3. Phaûi ñeå ngöôøi beänh nhìn thaáy thöùc aên, phaûi laøm sao cho ngöôøi beänh coù caûm giaùc theøm aên, thuùc ñaåy söï tieát dòch tieâu hoaù.
讓其親眼看見食物，以增加病患食慾，促進消化液之分泌。

4. Cho beänh nhaân aên moät mieáng nhoû, ñoàng thôøi phaûi ñeå cho ngöôøi beänh töï nuoát vaøo 2 laàn.
以口令重複動作，餵一小口食物，並請病患吞嚥兩次進行。

5. Khi cho ngöôøi beänh aên phaûi töø töø, moãi laàn chæ neân cho aên moät löôïng thöùc aên phuø hôïp, Neáu laø ngöôøi bò baïi lieät thì khi cho aên phaûi cho thöùc aên vaøo beân mieäng hoaït ñoäng ñöôïc.
餵食時要緩慢，每次送入病患口中的食物份量應適中；如腦中風的病患應將食物放入健側口中。

6. Khi cho aên phaûi chaéc chaén laø thöùc aên ñaõ ñöôïc ñöa vaøo trong mieäng, sau khi chaéc chaén laø ngöôøi beänh ñaõ nuoát ñöôïc vaøo roài thì môùi cho aên tieáp.
食物應準確放入於其口內，需確定病患已咀嚼吞入後才可再餵食。

7. Phaûi ghi laïi tình hình nuoát thöùc aên cuûa ngöôøi beänh, löôïng aên vaøo, loaïi thöùc aên cho ngöôøi beänh aên, vaø caùc tình hình ñaëc bieät khaùc neáu coù phaùt sinh.
記錄吞嚥情形、進食的量與種類，及特別情形之發生。

四、Nhöõng ñieàu caàn chuù yù
注意事項

1. Khi ngöôøi beänh ho khi ñang cho aên, thì phaûi döøng vieäc cho aên laïi, sau ñoù haõy ñeå ngöôøi beänh nghæ ngôi ít nhaát 30 phuùt sau ñoù môùi laïi cho aên tieáp, neáu khi cho aên maø laïi ho thì coù khaû naêng phaûi duøng vieäc cho aên laïi vaø moät vaøi ngaøy sau haõy luyeän taäp tieáp.
當病患發生咳嗽時，請停止餵食，讓病患至少休息半小時後再試。若屢次發生，則可能病患需延後一段時日再試。

2. Sau khi ngöôøi beänh aên xong phaûi ñeå ngöôøi beänh ngoài nghæ khoaûng 30 phuùt, sau ñoù môùi ñeå ngöôøi beänh naèm nghæ, ñeå traùnh tình traïng thöùc aên bò ñaåy ra ngoaøi.
餵食後需採坐姿休息半小時，再臥床，以防食物逆流。

3. Trong thôøi gian luyeän taäp thì vaãn ñeå oáng xoâng hoaëc duøng caùc caùch khaùc ñeå boå xung cho ñuû löôïng nöôùc vaø chaát dinh döôõng.
訓練期間，仍應有鼻胃管留置或其他方式，以補充不足的水分及營養。

4. Sau khi cho aên thöùc aên meàn moät thôøi gian thì môùi ñöôïc cho beänh nhaân aên caùc ñoà aên coù ôû daïng theå loûng.
軟質食物進行一段時日，才可進行液體食物餵食。

7 Truyền thức ăn qua đường mũi như thế nào

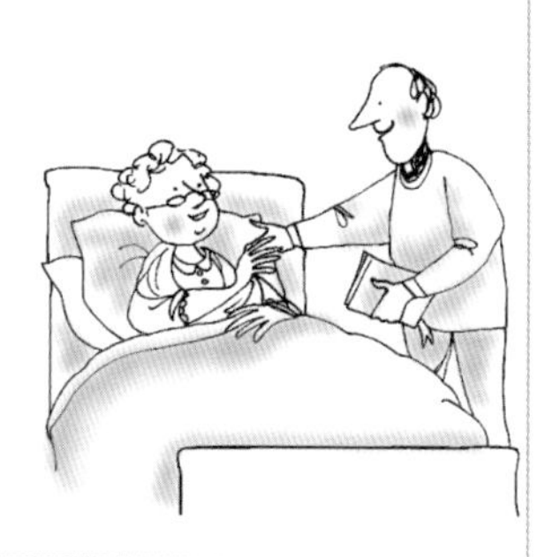

如何由鼻胃管灌入食物

一、Các vật dụng cần chuẩn bị

準備用物

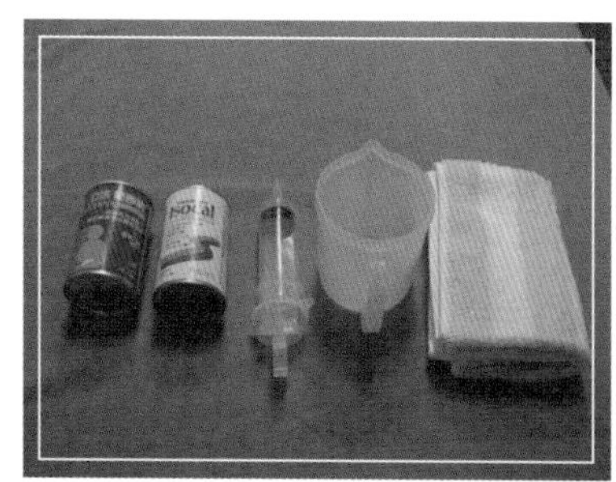

Khăn mặt, giấy ăn, ống dẫn thức ăn, thức ăn.

灌食物、灌食筒、毛巾、衛生紙。

二、Chuẩn bị thức ăn

灌食物的準備

1. Nếu thức ăn là bột, mỗi lần pha một lượng thích hợp; nếu là thức ăn dạng lỏng đóng hộp mà chưa ăn hết nên nhanh

chóng để vào trong ngăn dá của tủ lạnh, khi cần thiết lại lấy ra hâm nóng.

若商品爲粉狀者，每次泡適當的量；若爲罐裝液體，則未灌完部分應迅速放入冰箱冷藏，需要時再取出加熱、灌食。

2. Thức ăn hâm nóng từ 38-40℃, không được quá nóng.
   食物宜加熱至 38-40℃，不可過熱。

三、Các bước thực hiện
灌食步驟

1. Rửa tay.
   洗手。

2. Chuẩn bị thức ăn để truyền và sắp xếp nơi dễ chịu.
   準備灌食物及安排舒適的環境。

3. Giúp đỡ người bệnh ngồi dậy hoặc kê đầu cao khoảng 30-60℃ (để thức ăn có thể tự nhiên chảy xuống).
   協助病患坐起或頭抬高 30-60 度（使食物能自然流下）。

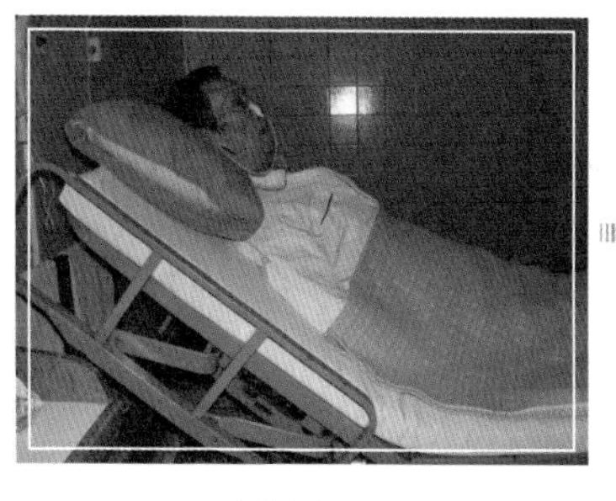

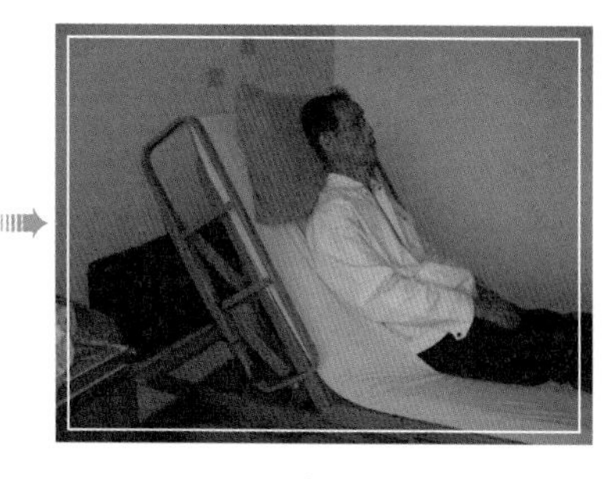

圖(一)　　圖(二)

4. Đặt khăn mặt dưới cằm để giữ sạch sẽ cho người bệnh với ga trải giường.
   將毛巾置於臉頰下，保持病患與床單的清潔。

5. Các phương pháp dưới đây là một cách thức để xác định trong vị quản còn thức ăn hay không.
   以下列任一方式確定胃管是否仍在胃內：

▶ Kiểm tra ký hiệu của ống dẫn qua mũi, nếu như vượt quá 10cm thì sau khi thức ăn bị tắc lại từ từ lôi ống dẫn ra, thông báo cho hộ lý cắm lại, nếu như chưa vượt quá 10cm kiểm tra không có gì bám quanh khoang miệng, lai có thể từ từ đẩy nhẹ đến vị trí độ khắc ban đầu là ổn định.
檢查鼻胃管的記號，若脫出超過 10 公分時，將灌食端塞住後，緩緩將管子拉出，通知居家護理師重插管；若刻度未超過 10 公分，檢查口腔內無纏繞情形，則可輕輕推進至原刻度位置，重新固定。

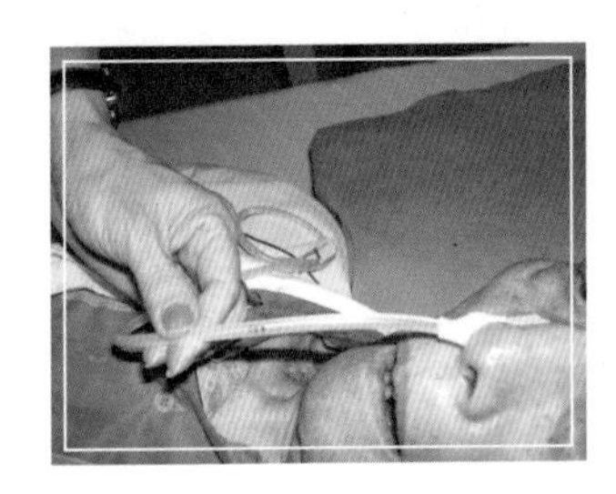

▶ Bơm thức ăn vào, xác định ống dẫn ở trong dạ dày và kiểm tra số lượng thức ăn trong dạ dày, nếu trên 50 cc thì lùi lại 30 phút hoặc 1 tiếng lại cho ăn tiếp. Nếu thức ăn chảy ngược lại thì để cho thức ăn tự động trôi xuống. Đặt lon đựng thức ăn hoặc thuốc cách bụng khoảng 30-45 cm để cho thức ăn từ từ trôi xuống.

將灌食空針反抽胃內容物，確定胃管仍在胃內，並檢查胃內殘餘食物量，若在 50 cc 以上，則延遲半小時或 1 小時再灌食，無異狀之反抽食物，可讓其自然流回胃內。以灌食筒抽取食物或藥物，將灌食筒的高度定在離腹部上約 30-45 公分處，使食物緩緩流下。

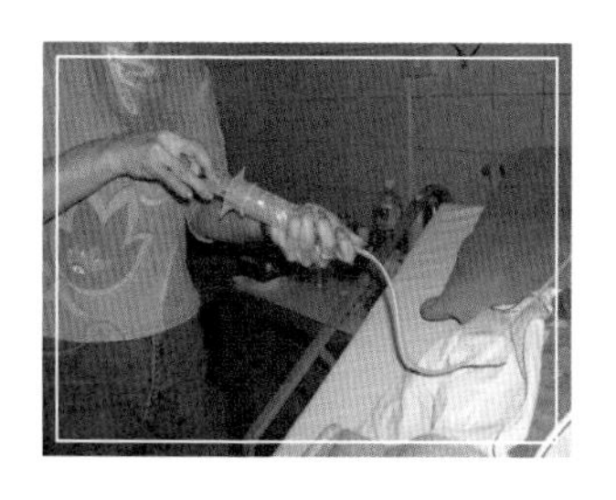

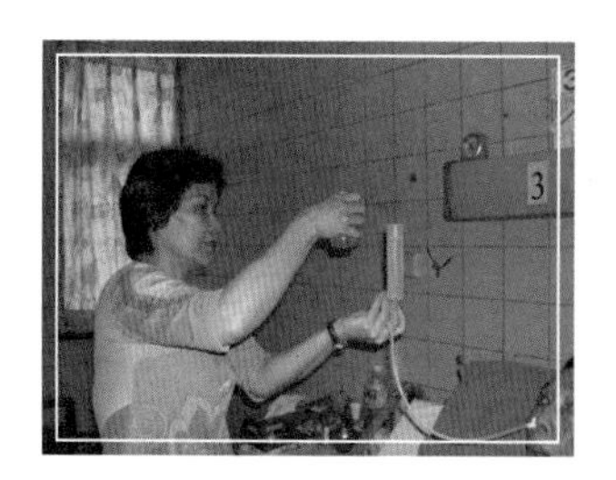

6.Đợi truyền thức ăn xong, rồi truyền tiếp 30-50 cc nước ấm để rửa sạch những thức ăn còn sót lại trong ống dẫn.
待食物灌完後，再沖 30-50 cc 溫開水灌入，沖淨管內剩下食物。

7.Bịt đầu thức ăn của ống truyền thức ăn lại cho kín.
將灌食端塞住保持密閉。

四、Chú ý
注意事項

1.Hàng ngày phải thay dây giữ ống truyền qua đường mũi cố định và thay đổi vị trí cố định.
每日更換固定鼻胃管固定帶，並更換固定部位。

2.Quá trình truyền thức ăn cố gắng tránh truyền ra không khí.
灌食過程儘量避免灌入空氣。

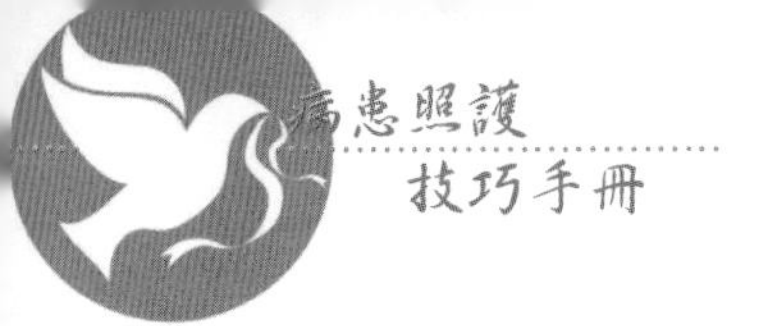

3. Trong quá trình truyền xảy ra các hiện tượng khác thường như ho không dứt hoặc thở khác thường thì lập tức ngừng truyền ngay.
若灌食中出現異常現象，如咳嗽不止或呼吸變化，應立即停止灌食。

4. Luôn luôn phải chú ý xem ống dẫn qua mũi có bị tuột ra hay không.
隨時注意鼻胃管是否有脫出。

5. Trước khi truyền thức ăn 30 phút n ên hút đờm trước, hơn nữa nên kiểm tra túi khí ở trong ống quản nên tháo khí hay không để tránh thức ăn truyền vào phổi.
灌食前 30 分鐘應先抽痰，並且檢查氣切插管氣囊是否該打氣，以免食物流入肺內。

6. Trong vòng 30 phút sau khi truyền thức ăn xong không được vỗ lưng, hút đờm ngay.
灌食後 30 分鐘內不要立刻翻身、拍痰。

8 Cách thay thuốc cho người bệnh như thế nào

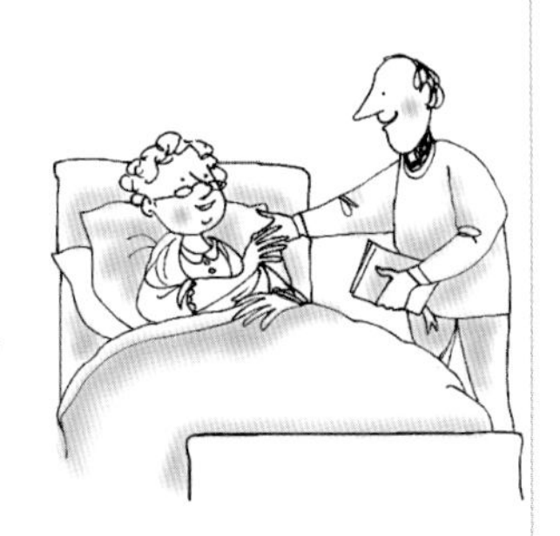

如何給予病患正確的換藥

一、Mục đích
目的

Thay thuốc có thể làm sạch các chất ảnh hưởng tới vết thương (như mủ, các dịch nhầy, thịt chết …)! Làm cho vết thương luôn được sạch sẽ khử trùng và mau khỏi.

換藥可以清除傷口上影響癒合的各種物質（膿、分泌物、死肉）！使傷口保持清潔，傷口會好得很快。

二、Để thay thuốc bạn cần chuẩn bị
為了換藥 ，您需準備

1. Bông hoặc bông ngoáy tai vô trùng (lau vết thương).

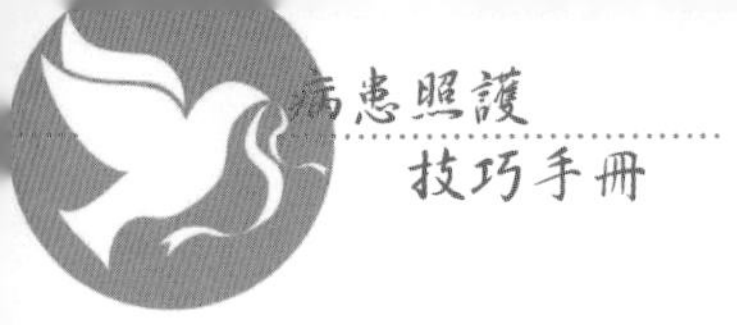

無菌棉枝或棉棒（擦傷口）。

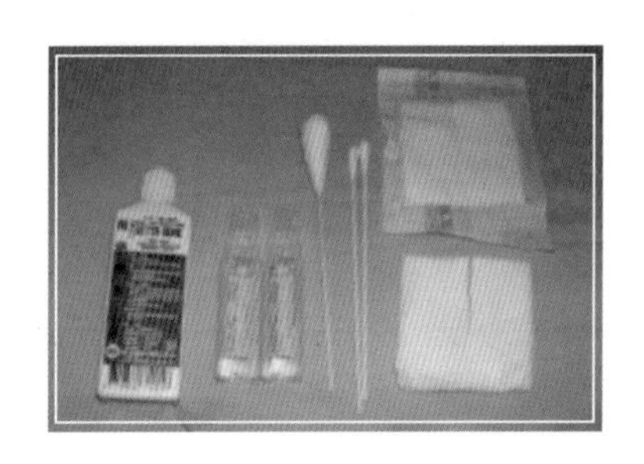

2.Nước muối sát trùng (rửa vết thương).
生理食鹽水（洗傷口）。

3.Thuốc nước hoặc thuốc mỡ.
藥水或藥膏。

4.Ngạc vô trùng hoặc miếng dính (che vết thương).
無菌紗布或透明膠片（蓋傷口）。

5.Băng.
膠帶。

三、**Các bước**
步驟

1.Rửa tay.

洗手。

2. Tháo băng cũ ra (nếu quá dính thì trước hết dùng nước sinh lý làm ướt).
   撕下舊敷料（粘黏時，先用生理食鹽水沖濕）。

3. Quan sát sự thay đổi của vết thương: Miệng của vết thương to hay nhỏ, độ lành loét của vết thương, màu sắc của vết thương? và ghi lại.
   觀察傷口的變化：大小改變？分泌物多少？顏色變化？記錄下來。

4. Dùng bông hoặc bông ngoái tai chấm nước muối, lau từ giữa vết thương lau ra bên ngoài và lau cho đến khi vết thương sạch.
   以棉枝或棉棒沾生理食鹽水，從傷口的中間往外塗擦至傷口清潔為止。

✤Chú ý
注意

▶ Bông chỉ được dùng một lần và phải thay bông khác.
一枝只能用一次。

▶ Phạm vi lau vết thương là từ miệng vết thương ra bên ngoài

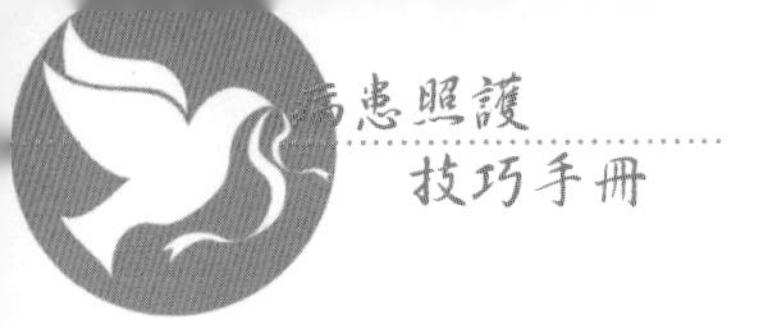

là 2-3 cm.
清潔範圍至傷口外圍 2-3 公分的地方。

5. Khi cần thiết các phương thức trên phải bôi thuốc nước hoặc thuốc mỡ.
必要時以上述方式塗上藥水或藥膏。

6. Bịt bông băng lên và dán băng dính lại.
蓋上敷料，貼上膠布。

四、Các điều cần chú ý
注意事項

1. Số lần thay thuốc phụ thuộc vào tình trạng của vết thương (sự to nhỏ của miệng vết thương, vật làm kín miệng vết thương bao nhiêu). Số lần thay thuốc phải hỏi y bác sỹ.
換藥的次數與傷口狀況有關（分泌物多少、傷口大小），請與居家護理師討論換藥次數。

2. Các vật phẩm tiếp xúc với vết thương hoặc bông băng phải vô trùng hoàn toàn, xin chú ý tới thời gian bảo quản của các vật phẩm này và kỹ thuật thay thuốc.
接觸傷口的物品或棉枝必須完全無菌，請您千萬注意物品的保存日期及換藥技術。

3. Nếu như cần các vật dụng đặc biệt khác như bát điều trị nên sử dụng theo chỉ dẫn của y bác sỹ.
如需其他特殊物品，如治療碗，請依護理師指示使用。

4. Muốn vết thương mau lành, ngoài việc thay thuốc đảm bảo sạch sẽ ra thì hai điều dưới đây cũng rất cần thiết:
傷口要好得快，除了靠換藥保持清潔外，下面兩項也很有幫助：

► Chăm lật mình để giảm thời gian vết thương bị đè nén.
勤於翻身，減少傷口受壓力的時間。

► Chú ý đến dinh dưỡng, ăn nhiều các loại thịt cá trứng đậu và Vitamin A, các chất này có thể giúp cho mau đầy thịt.
注意營養，多吃肉、魚、豆、蛋類及維他命A，可以幫助病患長肉。

Quen tay hay việc, chỉ cần thay thuốc vài lần bạn sẽ thấy việc thay thuốc cho người bệnh không phải là khó. Chỉ cần bạn làm tốt theo sự chỉ bảo của y bác sỹ và chú ý các điều trên chắc ch ắn vết thương của người bệnh sẽ mau lành.

熟能生巧，只要多換幾次，您便覺得換藥不是很難的事。只要您依照護理師指示做好換藥及以上注意事項，相信病患的傷口會好得很快。

9 Hút đờm cho người bệnh như thế nào

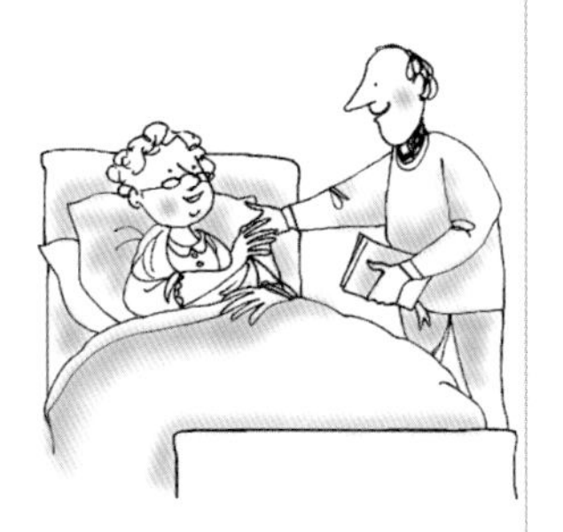

如何從病患的氣切造口抽痰

Khi chúng ta có đờm thì sẽ rất khó chịu, hơn nữa nếu đầu lỗ hút đờm của người nhà bạn có đờm bị tắc thì sẽ không thể nào hô hấp được. Vì thế chúng ta phải giúp người bệnh hút đờm, để người bệnh dễ hô hấp hơn và dễ chịu hơn.

當我們有痰時會不太舒服，而您的家人的氣切口如被痰所阻塞，將會無法順暢呼吸，因此我們需要幫他（她）抽痰，使他（她）能呼吸更有效、更舒服。

一、Đồ dùng hút đờm
抽痰用物

1.Máy hút đờm 1 chiếc.

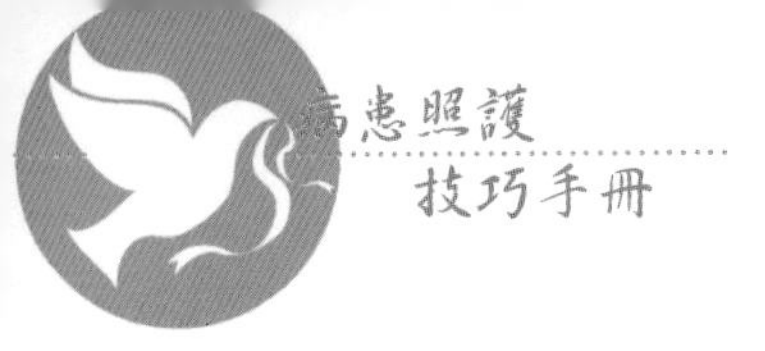

抽痰機一台。

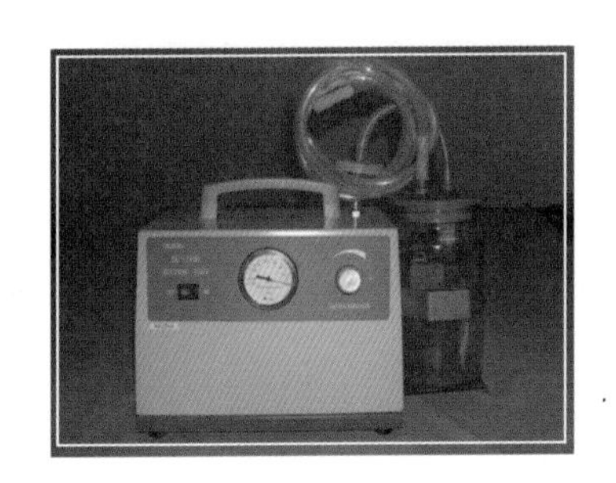

2.Bình nước muối vô trùng 1 bình.

一瓶無菌生理食鹽水。

3.Ống hút đờm (người lớn 14-16 tuổi, trẻ con 6-10 tuổi).

抽痰管（大人 14-16 號、小孩 6-10 號）。

4.Găng tay sát trùng 1 đôi.

無菌手套一隻。

5.Một bình hoà tan có nắp (chú ý phải ghi rõ là dùng để rửa, và bên trong đựng khoảng 1000 cc nước lạnh).

有蓋的開口容器一瓶（需註明爲清洗用，內裝蒸餾水或冷開水約 1000 cc）。

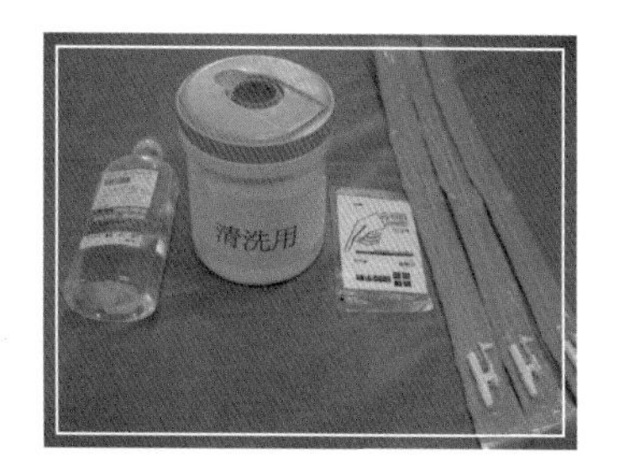

6.Nếu bên trong ống hút có không khí thì phải chuẩn bị 3 cc hoặc 5 cc ống hút chân không và cố định dùng để hút đờm.
有氣囊的氣切需準備 3 cc 或 5 cc 空針一支，在抽痰時固定氣切用。

二、Các bước
步驟

1.Trước khi hút phải rửa tay.
抽痰前洗手。

2.Mở đầu ống hút và cả đầu nối nhưng ống hút không được rút ra vội.
打開抽痰管連接端之包裝，抽痰管不要先抽出。

3.Ống hút đờm vẫn để ở trong túi nilông, chỉ có lấy đầu ống hút bằng nhựa nối vào đầu máy hút.
抽痰管連包裝袋內，將其一端接到抽痰機的橡皮管上。

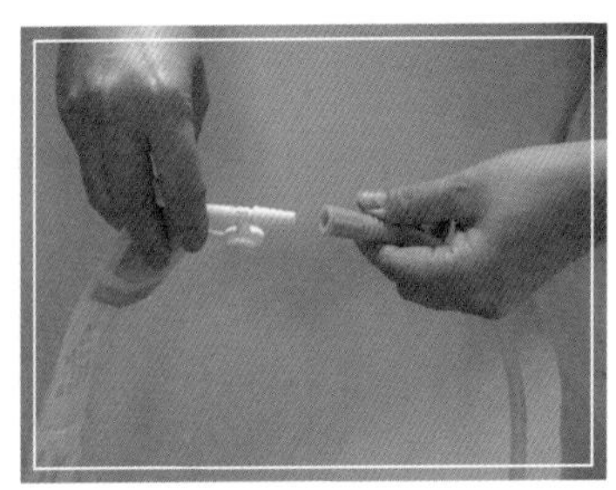

4. Một tay đi găng tay vô trùng và rút ống hút đờm ra, chú ý là ống hút đờm không được chạm vào bất kỳ một đồ vật nào.
一手戴上無菌手套將抽痰管抽出，注意管子不可碰觸其他物品。

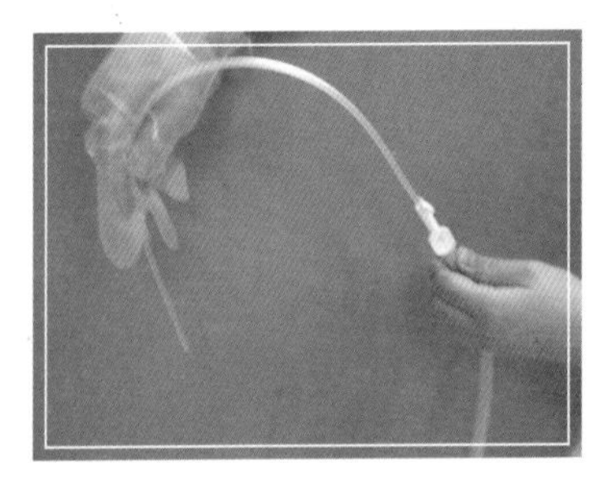

5. Dùng tay không đi găng tay bật máy hút đờm và điều chỉnh áp lực (người lớn 150-200 mmhg, trẻ em 80-120 mmhg).

以未戴手套的手打開抽痰機，並調好壓力（大人150-200 mmhg、小孩 80-120 mmhg）。

6. Ống hút đờm trước hết nhúng qua nước muối sinh lý cho ướt.
先將抽痰管以生理食鹽水潤濕。

7. Sau đó đút nhẹ ống hút đờm vào cổ (độ sâu đút vào khoảng 10-15 cm, tính từ miệng cổ).
將抽痰管輕輕插入（深度以氣切口爲準，深入 10-15 公分）。

8. Dùng tay không đi găng tay khống chế để sinh ra áp lực có thể hút.
以未戴手套之手控制，使產生壓力抽吸。

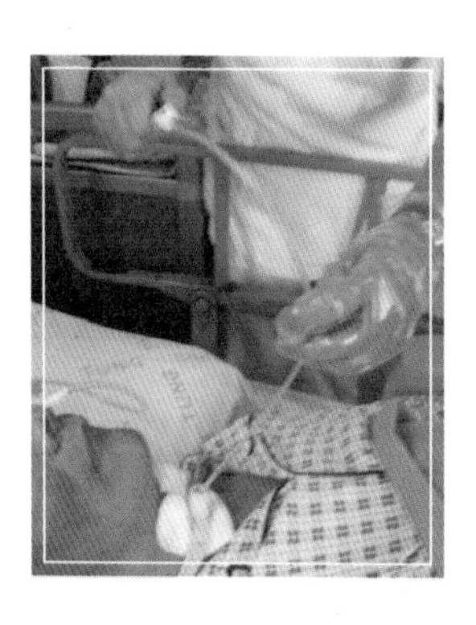

9. Tay đi găng chỉ chuyển động ống hút đờm (Thời gian hút đờm, người lớn mỗi lần hút không được vượt quá 10 giây, trẻ em mỗi lần không được vượt quá 5-8 giây).
戴手套之手指轉動抽痰管，施行間歇抽痰（抽痰管插入抽痰時間，大人每次不可超過 10 秒、小孩每次不可超過 5-8 秒）。

10. Khi hút xong thì hút lấy một ít nước sạch để rửa sạch đờm.
抽痰後，再抽吸清水沖洗管內之痰液。

三、Các điều phải chú ý
注意事項

1. Khi hút đờm thì ống hút đờm không được chạm vào bất kỳ một đồ vật gì, để tránh nhiễm trùng đường hô hấp.
抽痰管抽痰時，不可讓抽痰管碰觸其他物品，以免汙染呼吸道。

2. Khi người bệnh ho hoặc nói thì phải ngừng lại không hút, đợi cho người bệnh hết ho hoặc nói xong thì lại tiếp tục hút.
病患咳嗽或說話時需暫停抽痰，等病患咳嗽或說話過後再執行抽痰。

3. Mỗi lần hút thì dùng một ống mới, không được dùng lặp lại.
   每次抽痰使用一條抽痰管，勿重複使用。

4. Thứ tự hút đờm là trước hết hút cổ→ sau đó hút mũi. Nhớ là khi đã hút mũi thì tuyệt đối không được hút ở cổ nữa.
   抽痰順序爲先抽氣切管→再抽口鼻，切記抽完口鼻不可再抽氣切管。

5. Mỗi lần hút thường hút hai lần, thời gian 2 lần phải cách 1-2 phút. Nếu phát hiện sắc mặt của người bệnh thay đổi thì phải lập tức ngừng hút đờm ngay.
   兩次抽痰時間應間隔 1-2 分鐘，若發現病患臉色發青現象，應馬上停止抽痰，給予氧氣使用。

6. Trước khi truyền thức ăn 30 phút và sau khi truyền thức ăn 1 tiếng mới được hút đờm để tránh nôn.
   抽痰需在進食前 30 分鐘執行或飯後 1 小時執行，以防嘔吐。

7. Ống đựng đờm treo ở trên máy hút không được để đầy quá 2/3 bình, để tránh ảnh hưởng đến hiệu quả hút đờm.
   抽痰機上抽吸瓶的液面不可超過 2/3 瓶，以免影響抽吸的效果。

10 Caùch chaêm soùc oáng hoâ haáp

如何照顧病患的呼吸道

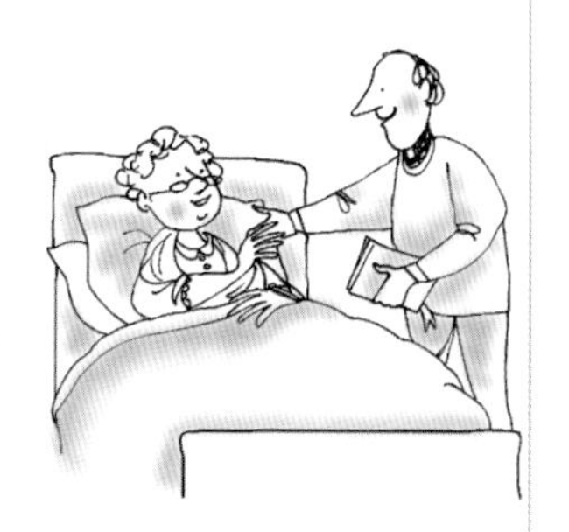

Duø cho ngöôøi nhaø cuûa baïn hoâ haáp baèng muõi hay baèng oáng caét khí, thì khi vieäc hoâ haáp bò caûn trôû seõ gaây nguy hieåm ñeán tính maïng. Cho neân khi chaêm soùc oáng thôû caàn phaûi chuù yù nhöõng ñieåm sau:

不論您的家人是從鼻子或氣切口呼吸，一旦這個開口阻塞了，就會威脅到他們的生命。所以照顧病患的呼吸道時應注意下列事項：

一、Phaûi taêng cöôøng chöùc naêng cuûa phoåi

增加肺功能

1. Neáu ngöôøi beänh vaãn tænh taùo, thì neân ñoäng vieân

thöïc hieän hoâ haáp sau vaø duøng löïc ñeå ho (moãi ngaøy 3 laàn, moãi laàn 10 ñeán 15 laàn).
如果病患是清醒的，請鼓勵病患（每天三次，每次10-15下）做深呼吸及用力咳嗽的活動。

2. Coá gaéng ñoäng vieân vaø giuùp cho ngöôøi beänh ngoài daäy hoaëc xuoáng giöôøng vaän ñoäng, moãi ngaøy ít nhaát töø 1 ñeán 2 laàn, thôøi gian luyeän taäp cho ngöôøi beänh seõ taêng daàn töø 5 phuùt ñeán 10 phuùt vaø ñeán 30 phuùt.
儘可能鼓勵或協助病患坐起或下床活動，每天至少1-2次，時間隨病患的耐力可逐漸從5分鐘增加到10分鐘、30分鐘。

二、 Xöû lyù ñôøm
清除痰液

1. Nếu người được chăm sóc không bị bệnh phù, hoặc không hạn chế lượng nước uống, mỗi ngày lượng nước uống 2000-2500 cc (Bao gồm lương nước uống qua xông) Làm cho đờm lỏng, dễ nhổ ra.
如果病患沒有水腫及限制飲水，每日應喝 2000-2500 cc之水分（包括灌入的水分），使痰變稀較易咳出。

2. Phaûi thöôøng xuyeân giuùp ngöôøi beänh laät ngöôøi, moãi ngaøy laøm 3 laàn caùc ñoäng taùc xoa boùp vuøng löng, laøm cho ñôøm ñöôïc thoaùt ra deã daøng.
經常幫病患翻身，每天三次做背部叩擊及姿位引流，使痰易咳出。

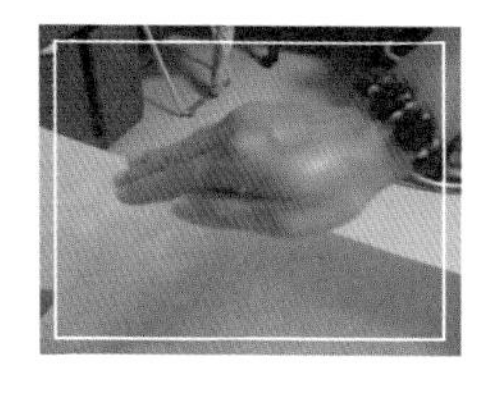
圖(一)

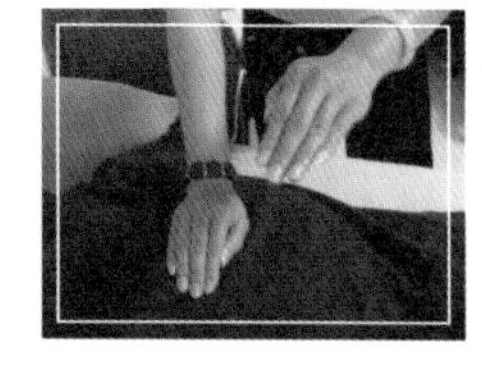
圖(二)

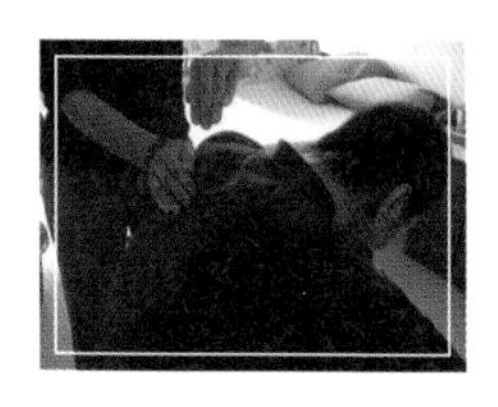
圖(三)

3. Neáu löôïng ñôøm nhieàu leân hoaëc ñaëc quaù khoâng theå khaïc ra ñöôïc, khi ñoù caàn phaûi duøng thuoác tieâu ñôøm vaøo.
如果痰量增加或太黏不易咳出時，需配合服用化痰劑及蒸氣吸入。

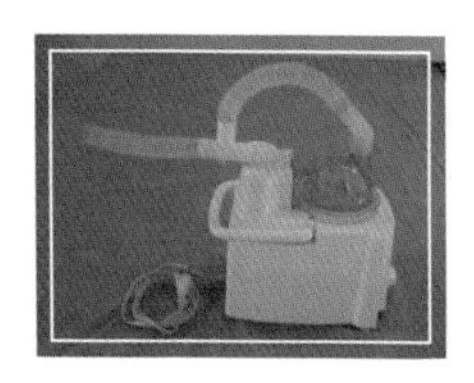
圖(一)

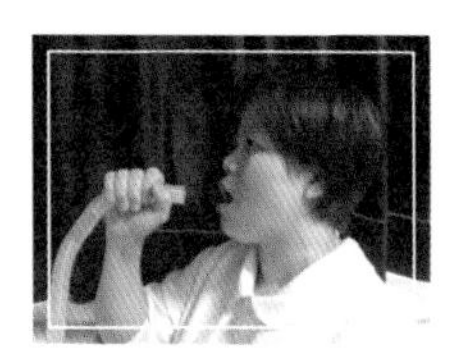
圖(二)

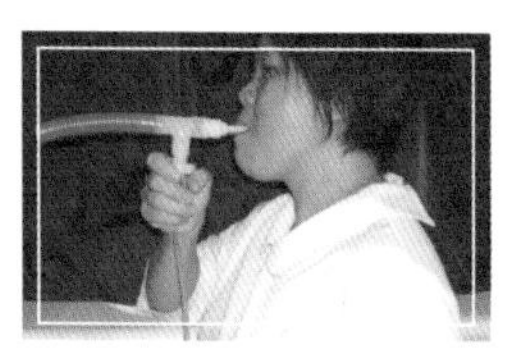
圖(三)

4. Nếu người được chăm sóc có khoét lỗ ở cổ, bạn phải học cách hút đờm như thế nào và vệ sinh làm sạch lỗ khoét và ống quản.

如果病患有氣切造口，您需要學會如何從此造口抽痰的方法，並每日清潔氣切口及氣切內管。

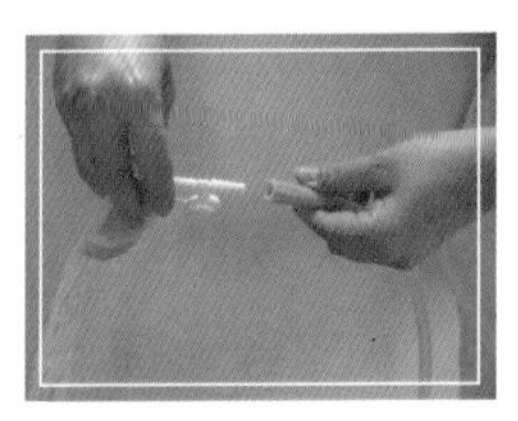

圖(一)

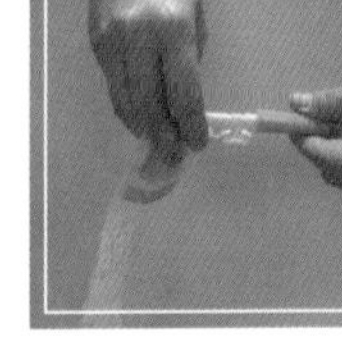

圖(二)

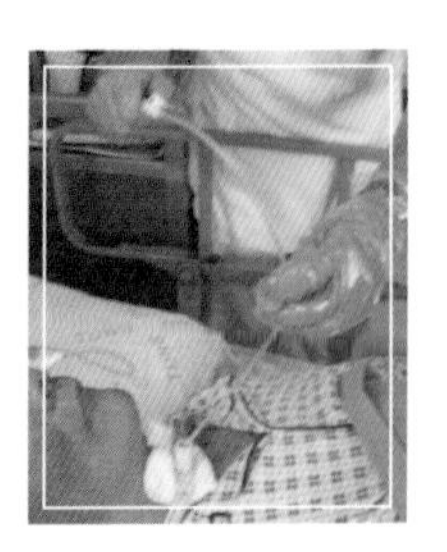

圖(三)

11 Phöông phaùp veä sinh taåy truøng loã caét khí chaát silic

矽質氣切管居家清潔消毒方法

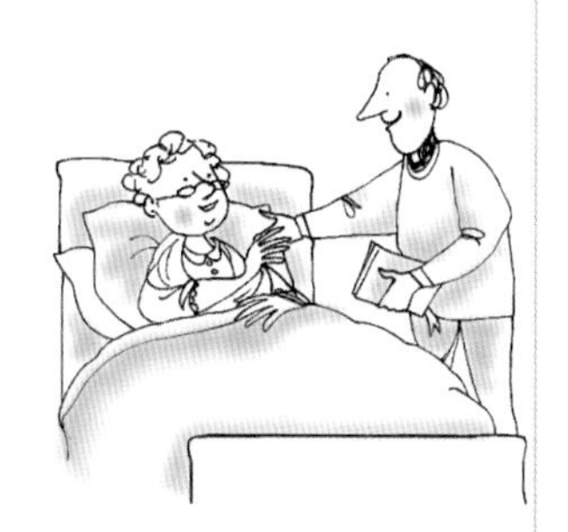

Neáu loã caét khí cuûa ngöôøi beänh laø ñöôïc duøng baèng nguyeân lieäu nhöïa silic, neáu ngöôøi beänh khoâng coù ñôøm taéc ôû trong thì moãi thaùng seõ nhôø hoä lyù thay laø ñöôïc, sau ñaây laø phöông phaùp baûo döôõng loã caét khí quaûn.

如果病患使用的氣切管是矽膠材質，在沒有痰液凝結塞住的情況下，只要每個月請居家護理師更換即可，以下是保養氣切管的方法。

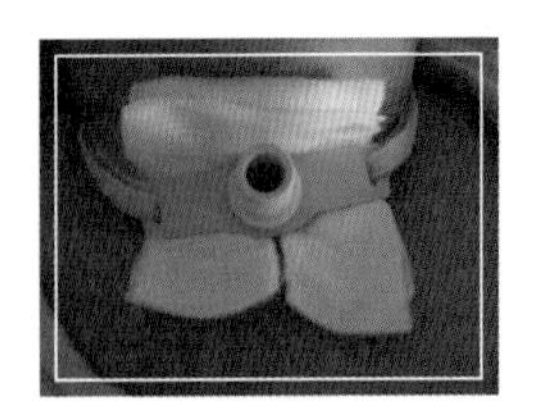

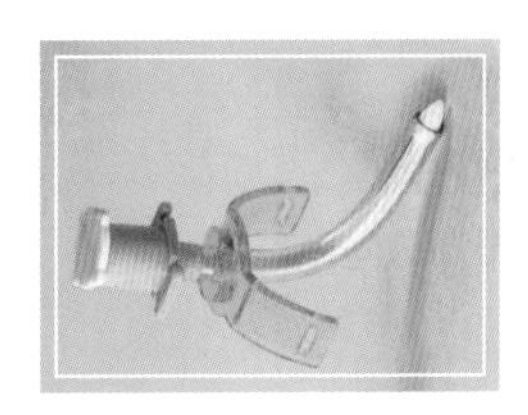

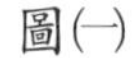

圖(一)　　圖(二)

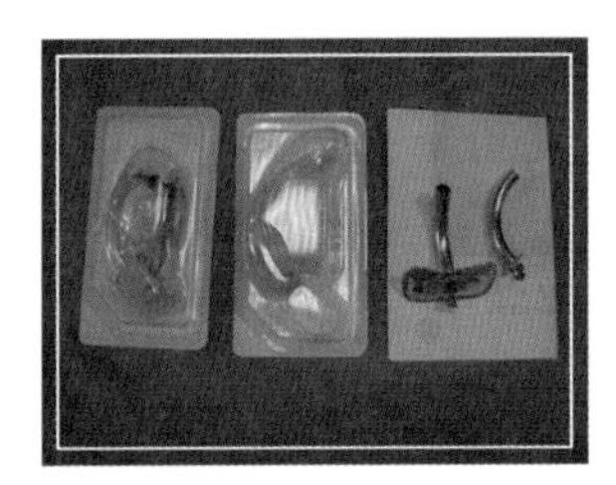

圖(三)

一、Caùch laøm veä sinh saïch
清洗

Sau khi y taù thay môùi thì phaûi duøng dung dòch oxi giaø hoaëc Shaweilong ñeå ngaâm thôøi gian laø khoaûng 10-20 phuùt, sau ñoù duøng boâng röûa saïch (khoâng ñöôïc duøng vaät coù ñaàu nhoïn), sau khi saïch thì phaûi ñaûm baûo khoâ raùo thoaùng maùt, hoaëc coù theå laïi ngaâm trong dung dòch shaweilong roài baûo quaûn ôû nôi khoâ raùo. Ñôïi sau moät thaùng y taù thoâng baùo ngaøy thay, thì trong ngaøy ñoù seõ ñem ra khöû truøng.

居家護理師更換後，請用雙氧水或沙威隆浸泡 10-20 分鐘，再用棉花棒清洗（勿用尖銳物品），洗乾淨後晾乾保存，或可先浸泡沙威隆後再晾乾保存，待下個月居家護理師通知換管的日期後，當天再煮沸消毒。

二、Phöông phaùp khöû truøng
消毒方法

Sau khi ñun soâi nöôùc, soâi suûi khoaûng 5 phuùt thì cho khí quaûn vaøo, taét löûa, ñaäy vuïng, sau khi nöôùc nguoäi thì laáy oáng quaûn ra thay.

冷水煮開後，水滾 5 分鐘，再將氣切管丟入，關火，蓋上鍋蓋，待水冷卻後再將管子取出即可更換。

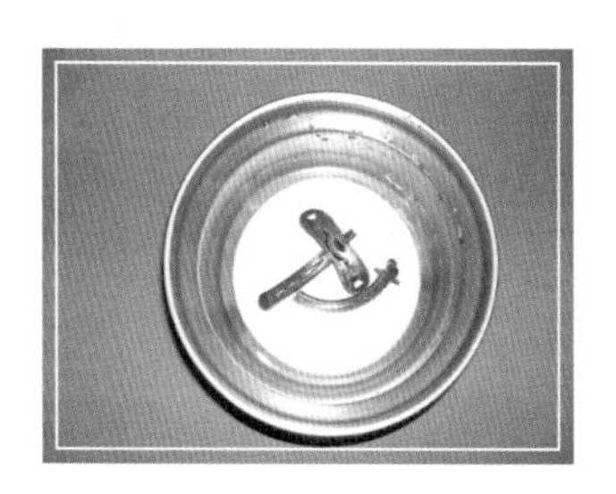

三、Nhöõng ñieàu caàn chuù yù
注意事項

Neáu khi khöû truøng laøm saïch loaïi oáng caét khí quaûn baèng boâng, thì phaûi duøng naép maøu ñoû ñaäy leân, ñeå traùnh nöôùc thaám vaøo trong boâng.

若使用海棉式氣切管清洗消毒時，請先將紅色蓋子蓋上，以免水跑進海綿氣囊內。

12 Điều trị bằng xông hơi

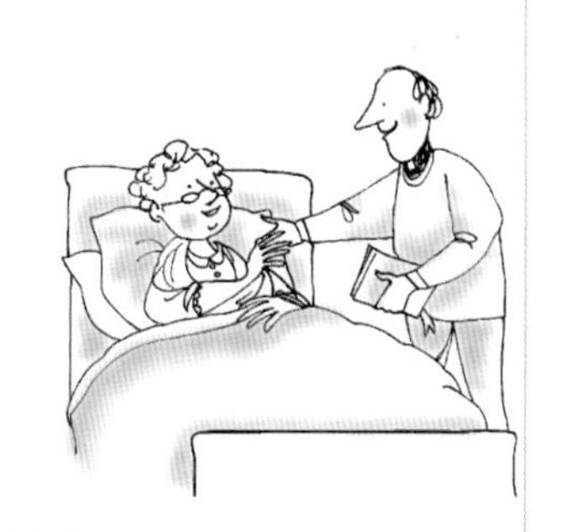

蒸氣吸入的操作

Người bình thường khi thở thì không khí sẽ qua lông mũi, và sự lọc ướt của khoang mũi, nhưng có những người không có quá trình này chính vì thế đờm khô không khạc ra được mà, chúng ta phải giúp họ thì họ mới có thể dễ dàng khạc ra được.

正常人呼吸時，空氣會經過鼻毛及鼻腔的過濾與潤濕，但病患的呼吸就沒有以上的過程，因此痰液乾燥不易排除，讓我們幫助病患更容易咳痰吧！

Lắp máy xông hơi vào ngoài việc có thể hút vào các vật thể ướt mà còn có thể khiến cho các loại thuốc làm phình khí quản biến thành các hạt nhỏ trực tiếp vào khí quản làm ngừng hiện tượng thở gấp.

霧氣吸入裝置，除了可以吸入濕氣外，也可以將支氣管擴張的藥物，變成微小顆粒，直接吸入氣管達到止喘的效果。

一、Đồ dùng cần chuẩn bị
準備用物

Máy xông hơi, thuốc long đờm hoặc thuốc làm phình các nhánh khí quản, nước muối sinh lý nồng độ 0,45% và khăn mặt khô.

吸入治療器、怯痰藥物或支氣管擴張劑、0.45%生理食鹽水、乾毛巾。

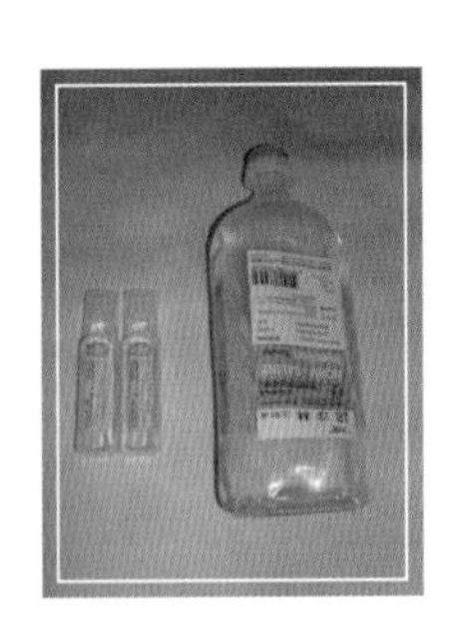
圖(一)

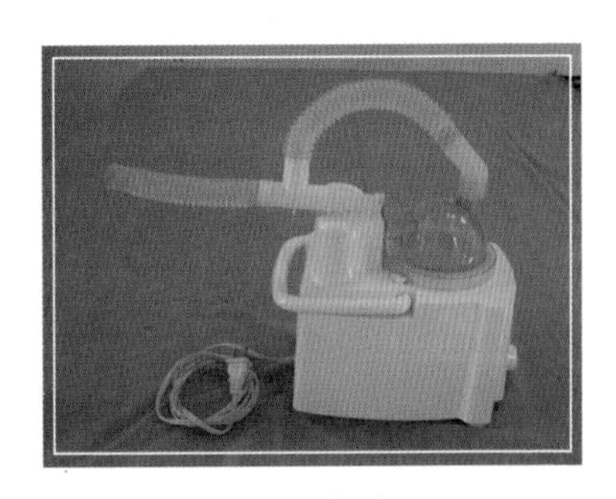
圖(二)

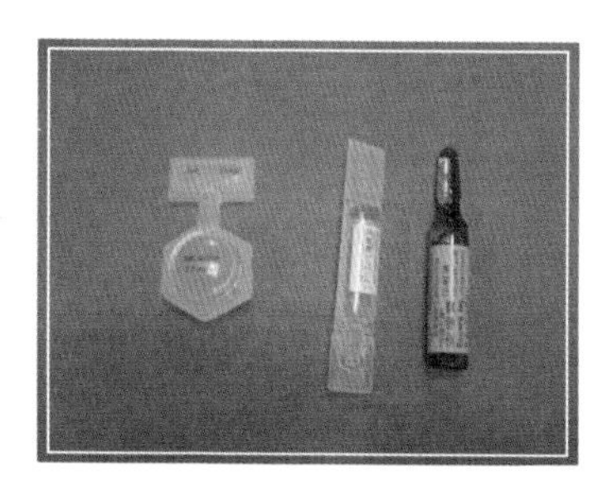

圖(三)

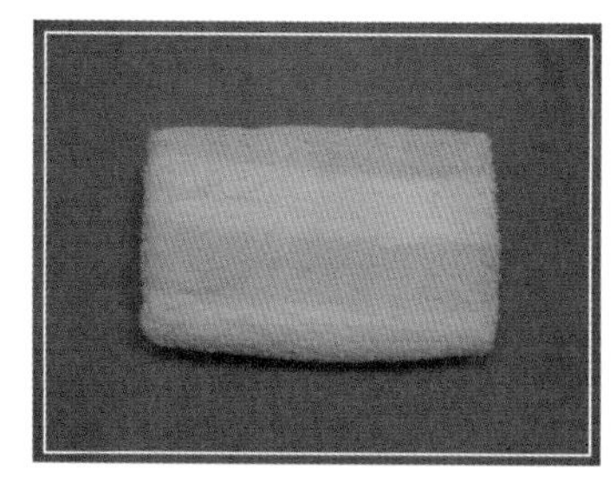

圖(四)

二、Các bước thực hiện
步驟

1. Đổ 5cc nước muối sinh lý nồng độ 0.45% (hoặc 2cc thuốc có pha thêm 2cc nước muối sinh lý nồng độ 0.45%) vào trong ống của máy xông.
將 5cc 的 0.45%生理食鹽水（或 2cc 藥物加 2cc 0.45%生理食鹽水），倒入吸入治療器之容杯。

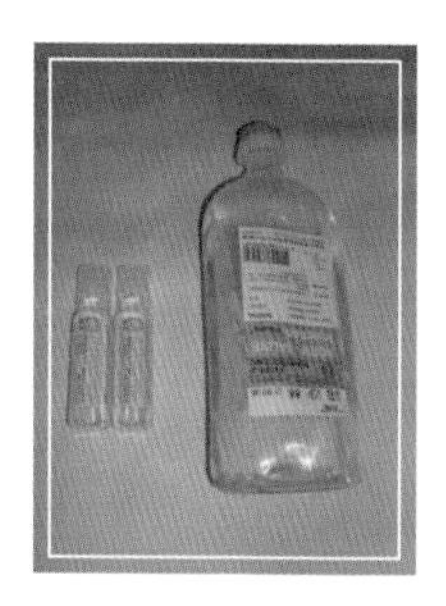

圖(一)

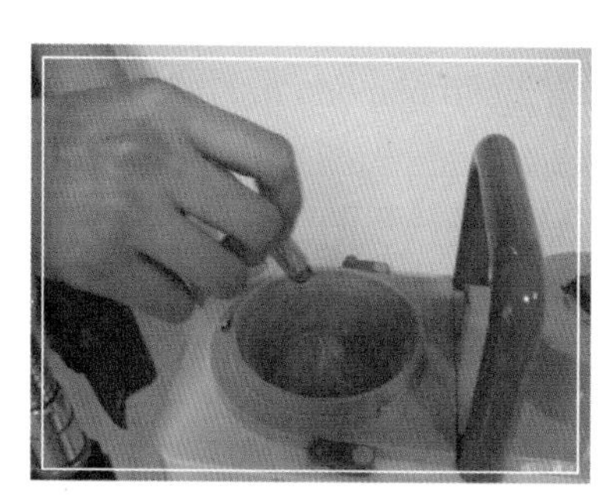

圖(二)

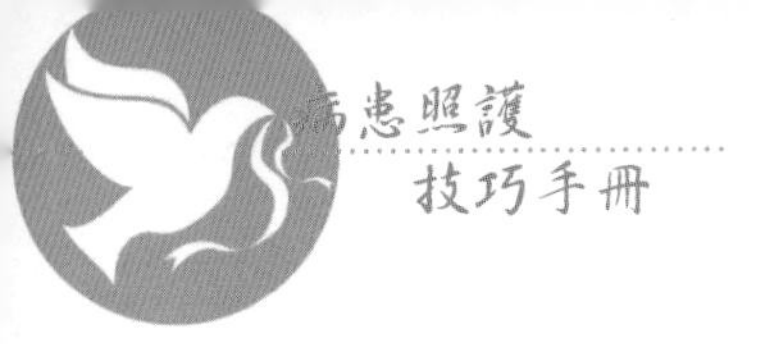

2. Đặt khăn mặt ở đầu ra để tránh khí xông làm ướt máy.
毛巾置於出口處，避免霧氣沾濕衣物。

3. Bật máy xông (nếu dùng loại đơn giản thì xông được một lúc phải cho thở ô xy và điều chỉnh tới mức khắc là 5).
打開吸入治療器（簡易型噴霧器則將一端接於氧氣機上，將流量調至 5 的刻度）。

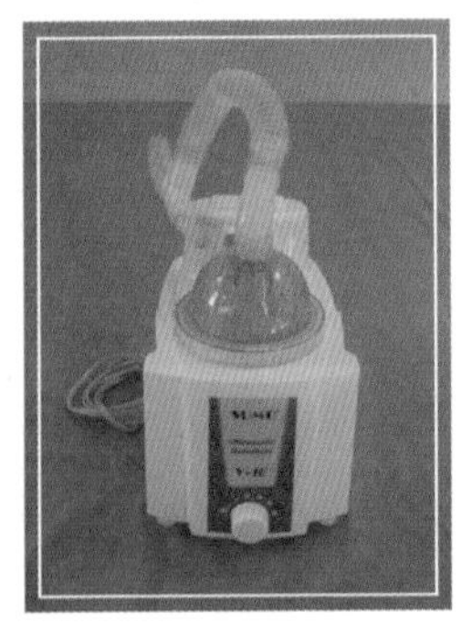
圖(一)

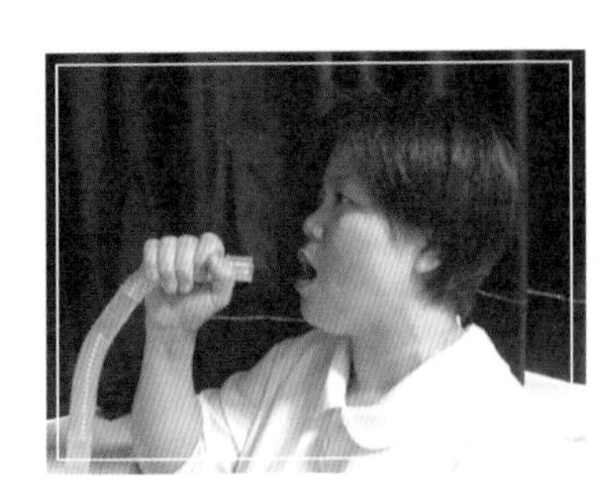
圖(二)

4. Đợi khoảng 10-15 phút khi thuốc ở trong máy đã hết thì đem các vật dụng đi rửa, để khô.
約 10-15 分鐘容器內藥物吸完後，清洗用具、晾乾。

三、Chú ý
注意事項

1. Lượng thuốc phải theo sự chỉ đạo của y bác sỹ.
   藥物劑量應遵從醫師指示。

2. Tránh không được thực hiện trước khi ăn cơm 30 phút và sau khi ăn cơm 1 tiếng.
   避免飯後 1 小時及飯前 30 分鐘執行。

13 Veä sinh mieäng loã caét khí quaûn

如何清潔病患的氣切造口

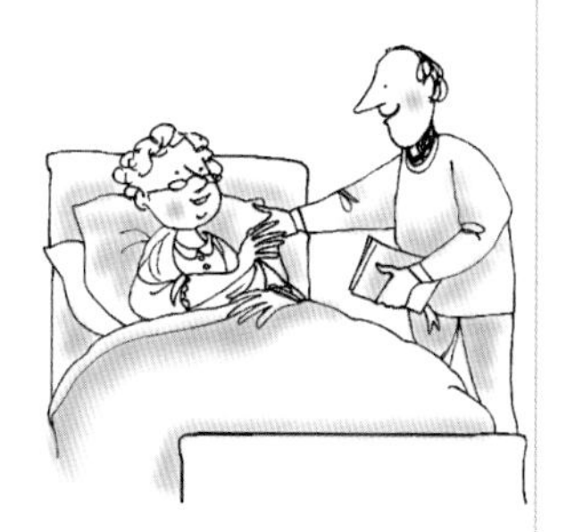

Saïch seõ vaø khoâng coù muøi laø ñieàu maø moïi ngöôøi ñeàu mong muoán, nhöng laøm theá naøo ñeå duy trì vieäc laøm veä sinh mieäng loã caét khí quaûn, chuùng ta haøng ngaøy haõy giuùp beänh nhaân laøm coâng vieäc naøy theo caùc böôùc sau nheù:

乾淨無味的外表是大家所期盼的，如何維持氣切造口的清潔，需靠我們每日幫他們徹底照護，下面讓我們一起進行吧。

一、Baïn caàn phaûi chuaån bò nhöõng thöù sau
您需要準備的用物

1. Gaïc chöõ Y voâ truøng kích côõ 3×3.
   3 x 3 吋的無菌 Y 紗。

2. Nöôùc thuoác I-oát toát.
   優碘藥水。

3. Boâng.
   棉花棒。

4. Daây coá ñònh oáng khí quaûn.
   氣切套管固定帶。

5. Nöôùc muoái khöû truøng.
   生理食鹽水。

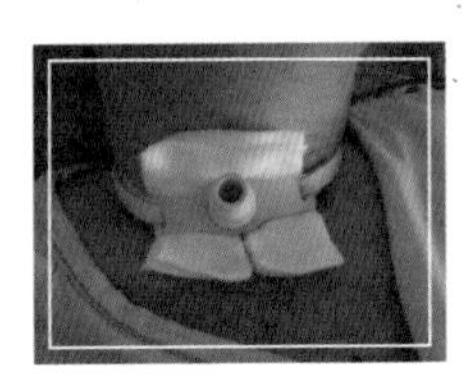
圖(一)

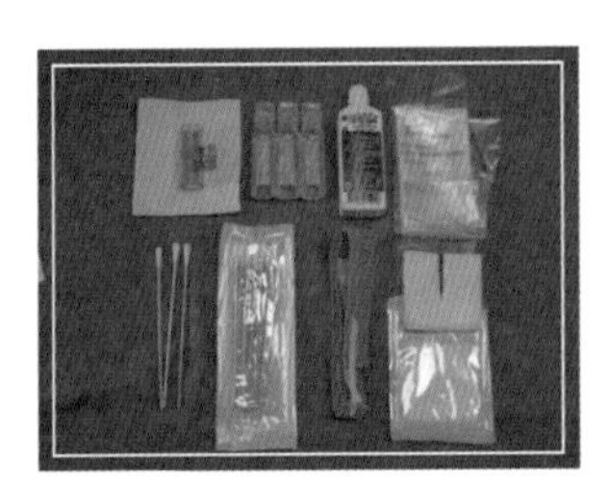
圖(二)

二、Caùc böôùc thöïc hieän
步驟

1. Röûa tay.
   洗手。

2. Huùt ñôøm.
   抽痰。

3. Nheï nhaøng keùo mieáng gaïc chöõ Y cuõ ra.
   將原有 Y 紗輕輕拉出。

4. Duøng boâng taåm nöôùc thuoác I-oát lau chuøi xung quanh mieäng oáng caét khí quaûn (Lau theo höôùng töø trong ra ngoaøi).
   棉花棒沾優碘藥水，塗抹造口四周（由內向外擦拭）。

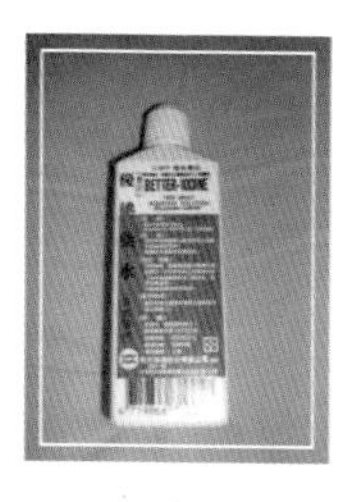

圖(一)

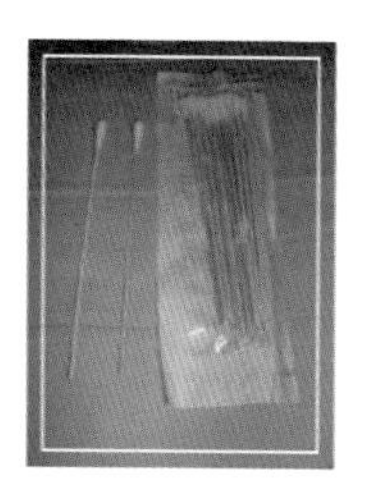
圖(二)

5. Sau ñoù duøng nöôùc muoái tieät truøng lau xung quanh oáng 1 laàn nöõa.

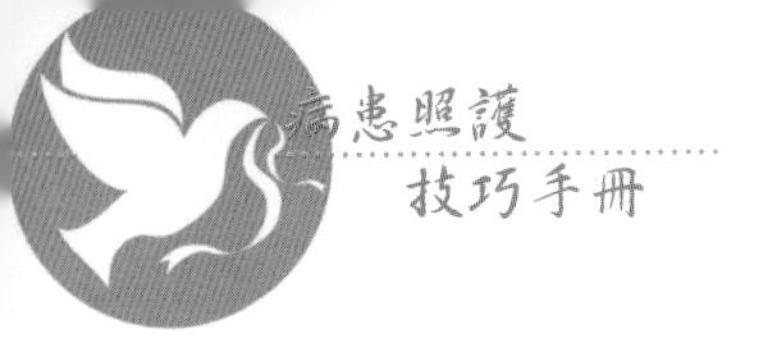

再以生理食鹽水擦拭造口周圍。

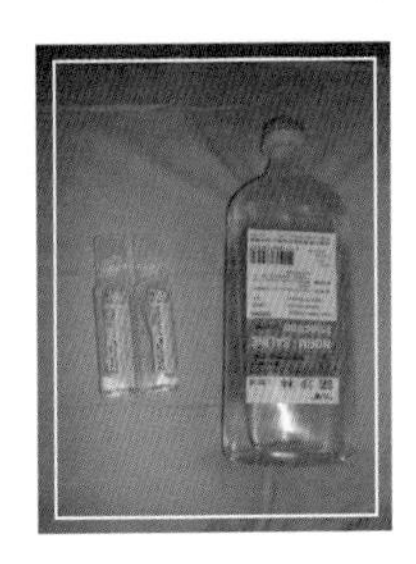

圖(一)

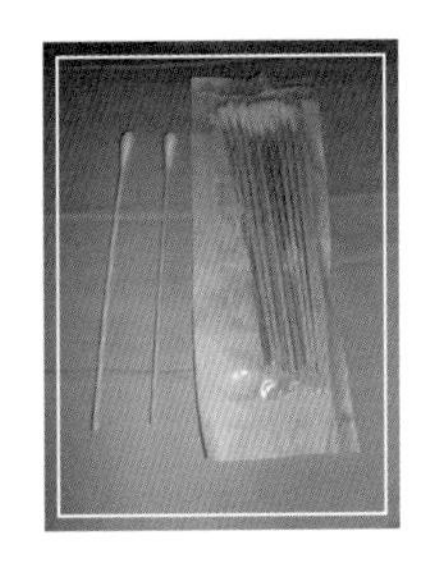

圖(二)

6. Môû tuùi ñöïng mieáng gaïc chöõ Y, duøng 2 tay laáy mieáng gaïc ra, ñaët vaøo mieäng cuûa oáng khí quaûn, phaûi chuù yù laø khoâng ñöôïc ñeå tay chaïm vaøo phía trong cuûa mieáng gaïc ñeå traùnh nhieãm truøng.

打開Y紗敷料包後，雙手提起Y紗外側，置放於造口處（勿接觸Y紗內側）。

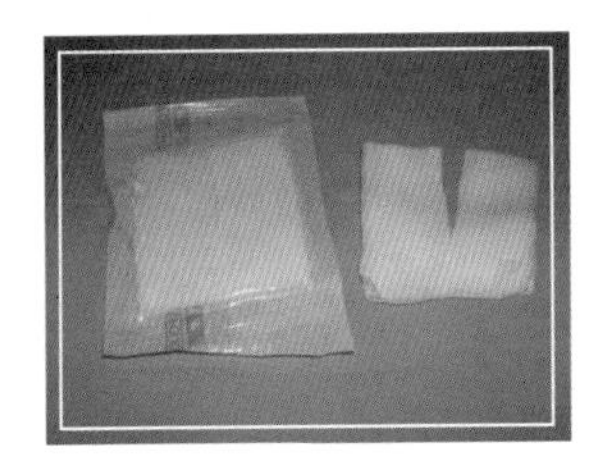

7. Neáu daây coá ñònh bò öôùt, baån thì phaûi thay.
若固定帶濕了、髒了，應一併更換。

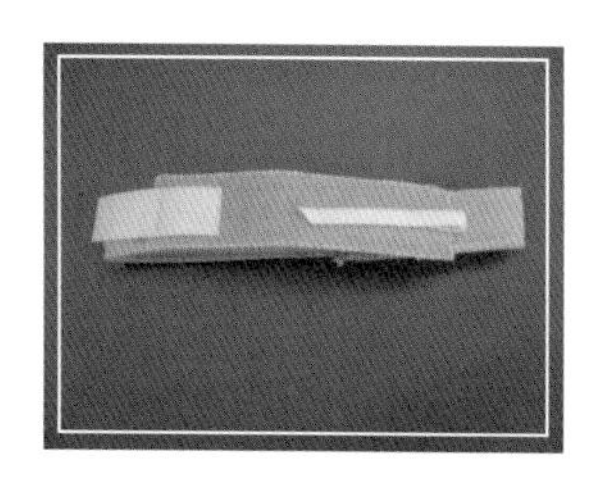

三、Nhöõng ñieàu chuù yù
注意事項

1. Gaïc chöõ Y vaø daây coá ñònh neáu bò loûng hoaëc bò baån thì phaûi thay ngay.
Y 紗或固定帶有鬆脫或骯髒，應隨時更換。

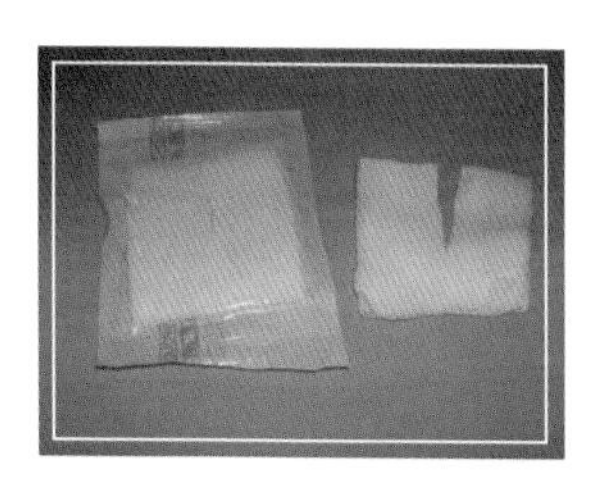

圖(一)

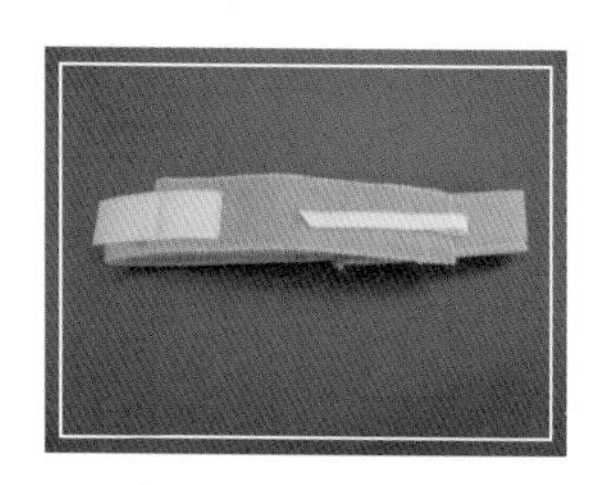

圖(二)

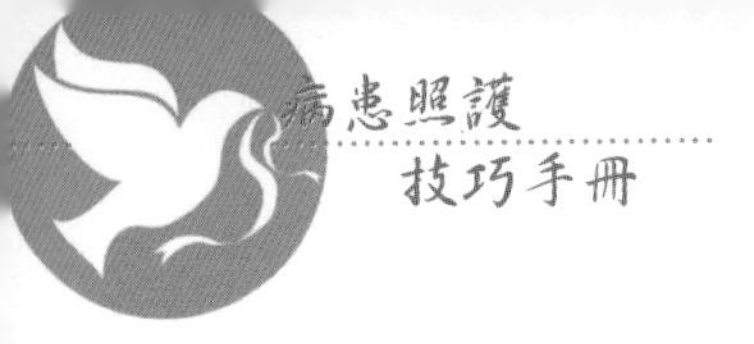

2. Khi thay daây coá ñònh, chuù yù phaûi buoäc ñuùng caùch ñeå traùnh tình traïng daây bò tuoät.

更換固定帶時，注意不要牽扯人工氣道以免滑脫。

14 Hút đờm và tư thế dẫn đờm

拍痰及姿位引流

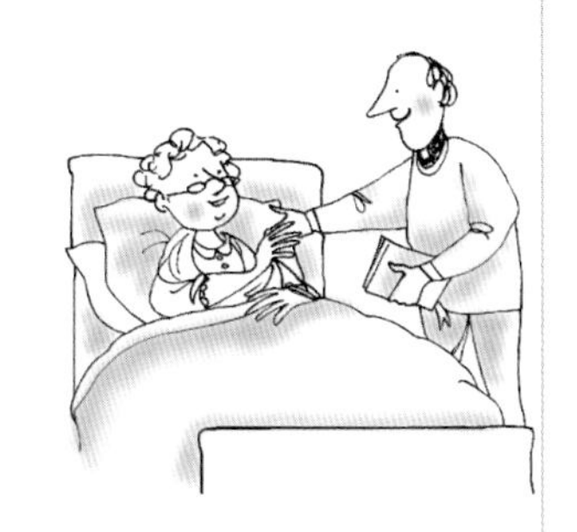

Một khi đường hô ấp bị đờm chặn lại sẽ nguy hiểm đến tính mạng, cho nên chăm sóc những người này phải chú ý đến đường hô hấp của họ. Để đảm bảo sự hô hấp ngoài việc hút đờm ra thì vỗ đờm và tư thế dẫn đờm cũng có hiệu quả trong việc loại bỏ đờm khiến cho người bệnh hô hấp được dễ dàng hơn.

一旦呼吸道被痰液堵住會威脅生命，因此照護病患的呼吸道是非常重要的，維持呼吸道通暢除了靠抽痰外，藉著拍痰及姿位引流的方式能更有效清除病患肺深部的痰液，使病患的呼吸更順暢。

一、Vỗ đờm

拍痰

Đấm lưng có thể làm long đờm bám vào khí quản khiến cho đờm dễ ho ra để hô hấp dễ dàng hơn.

叩擊背部表面，可減少痰液附著於氣管壁，使痰液易於咳出，讓呼吸更順暢。

二、Các bước thực hiện

步驟

1. Khép kín ngón tay và chụm bàn tay lại.
   照顧者手指併攏，使手掌呈杯狀。

2. Thả lỏng vai, dùng lực của cổ tay vỗ lưng theo từng nhịp.
   放鬆肩部，利用手腕的力量，有節奏的叩擊背部。

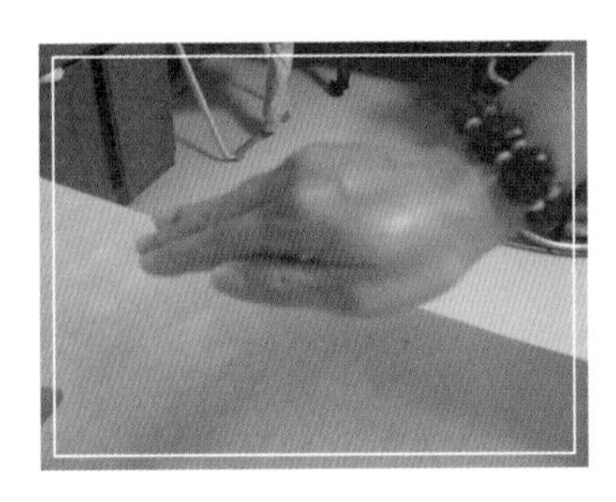

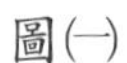

圖(一)

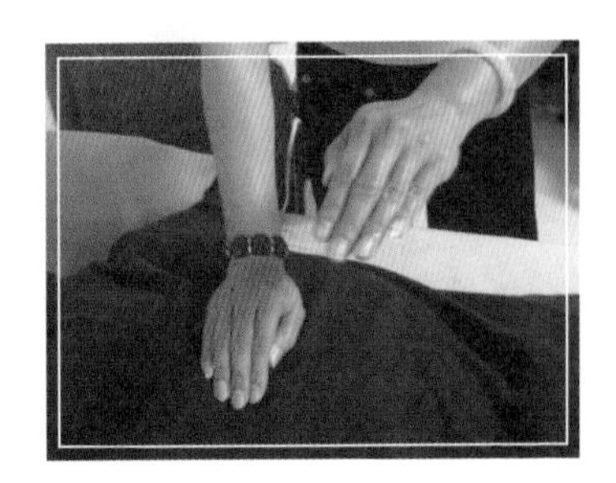

圖(二)

三、Tư thế dẫn đờm
姿位引流

Nhờ y bác sỹ xác định vùng nào của phổi có nhiều đ m, lợi dụng nguyên lý của trọng lực dẫn đờm chảy vào các nhánh khí quản chính hay khí quản để dễ ho ra hay hút ra.

請教醫師或居家護理師，確定肺部痰多的區域，利用重力的原理，使痰液流向主支氣管或氣管，以便於咳出或抽痰。

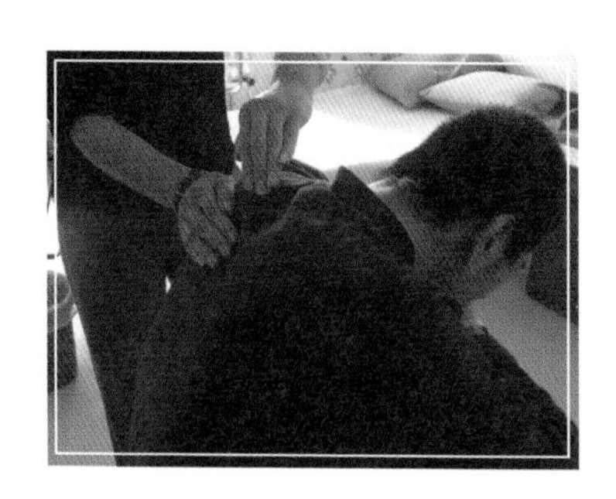

圖(一)

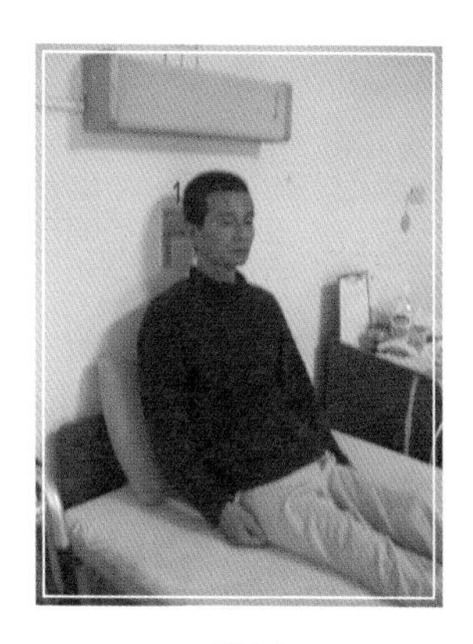

圖(二)

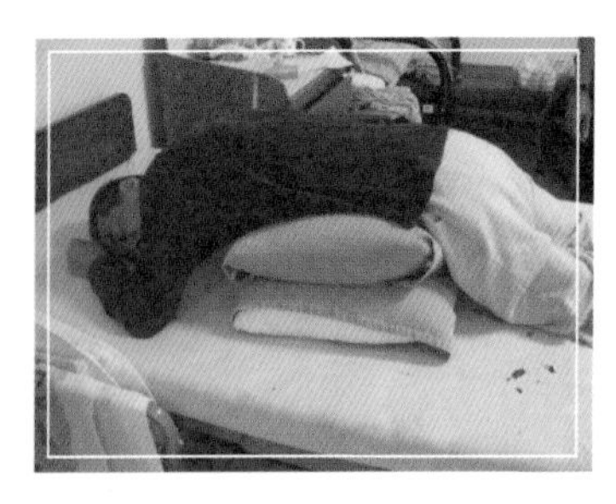

圖㈢

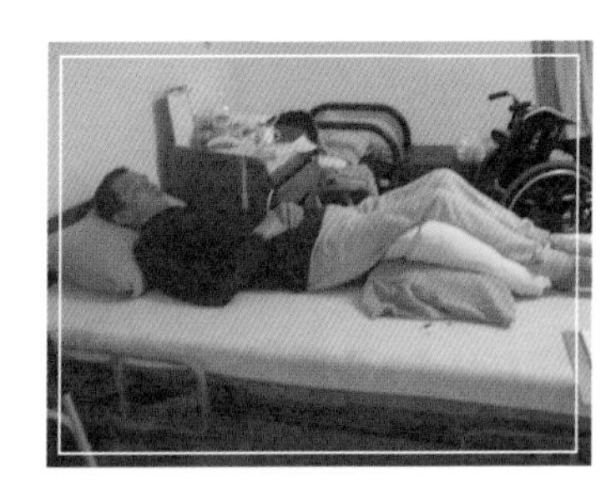

圖㈣

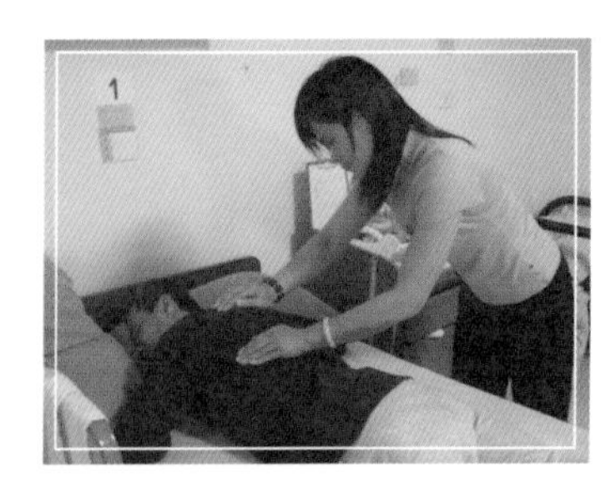

圖㈤

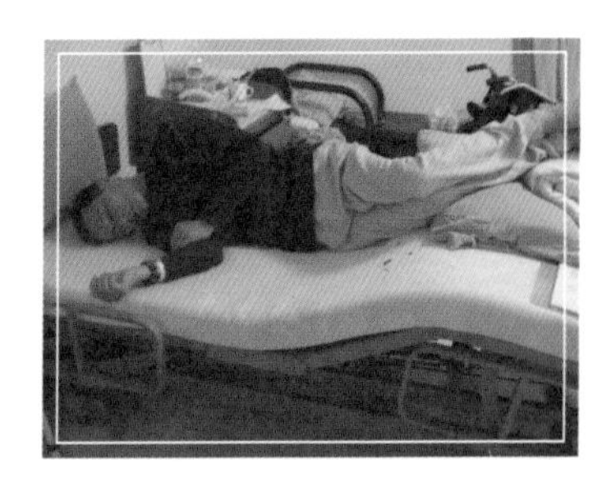

圖㈥

四、Các bước thực hiện
步驟

1. Chuẩn bị gối mền hay chăn.
   準備軟枕或棉被。

2. Nâng cao bộ phận nhiễm bệnh.
   將病灶部位抬高。

3. Trên và giữa lá phổi, trở qua theo bên trái và bên phải phối hợp với vỗ đờm từ 10-15 phút.
肺部上葉及中葉，向左或向右側翻並給予支托，可配合拍痰 10-15 分鐘。

4. Dưới hai lá phối, dùng gối mền hay chăn kê mông cao lên còn một bên vai kê gối rồi trở bên trái hoặc bên phải.
肺部兩側下葉利用軟枕或棉被，將臀部墊高，一側肩部置一軟枕，向左或向右側翻。

五、Chú ý các điều sau
注意事項

1. Các động tác trên không được thực hiện trước bữa ăn 30 phút hoặc sau bữa ăn 1 tiếng.
以上活動不能於餵食前 30 分鐘及飯後 1 小時內執行。

2. Nếu người bệnh bị huyết áp cao hoặc tình trạng khác (bác sỹ nhận định) đặt ở vị trí giường đặc biệt thì lật trái phải cũng có hiệu quả tốt.
若有高血壓病患或特殊狀況（醫師認定）不宜擺特殊臥位時，左、右側翻亦有不錯成效。

3. Khi thực hiện, nếu có tình hình bất thường như thở gấp, mặt đỏ nhừ··· lập tức dừng lại ngay.

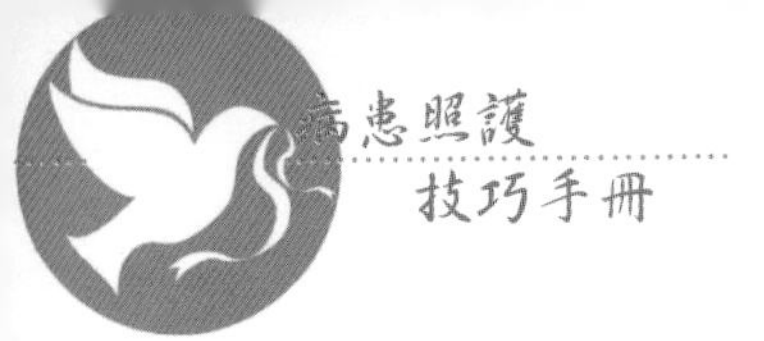

在施行時，若有不適狀況，如呼吸加快、臉色潮紅等應立即停止。

15 Laøm cho caùc khôùp xöông cuûa ngöôøi bò lieät giöôøng ñöôïc hoaït ñoäng

如何給予臥床的病患進行關節活動

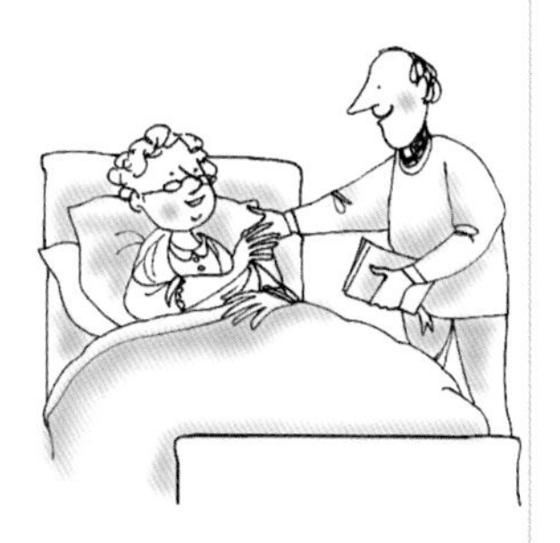

Baïn ñaõ bao giôø naèm treân giöôøng hai ba ngaøy lieàn, vaø khi xuoáng giöôøng hoaït ñoäng seõ coù caûm giaùc caùc khôùp xöông bò cöùng ñi nhö theá naøo? Caùc khôùp xöông cuûa cô theå con ngöôøi cuõng gioáng nhö baùnh xe vaäy, caû ñôøi khoâng vaän ñoäng seõ bò ræ ñi raát khoù vaän ñoäng, vaø taát nhieân noù cuõng khoâng theât chaïy ñöôïc, nhöng neáu duy trì toát söï vaän ñoäng thì ngoaøi vieäc ñeå cho noù coù caûm giaùc ñeã chòu thoaûi maùi, cuõng coù theå taêng theâm söï thuaän lôïi trong thôøi gian chaêm soùc.

您是否有躺在床上兩三天，在下床活動時感覺關節僵

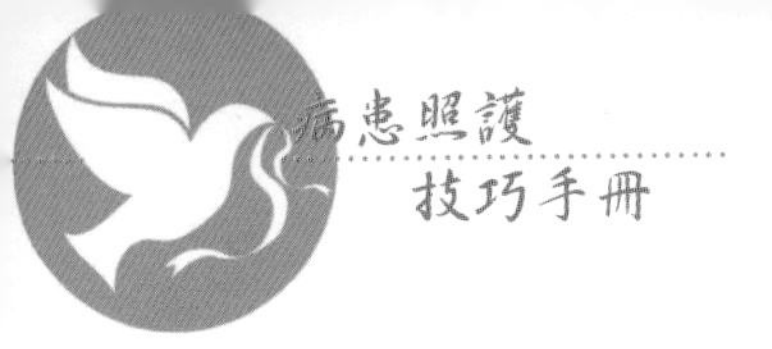

硬的經驗？身體的各個關節就像腳踏車的齒輪一樣，一陣子不動就會生銹，很難運轉，雖然病患可能不會再走路了，但是讓病患的關節保持好的活動度，除了可以讓他感覺舒適外，也可以增加我們照顧時的方便。

Khi maø caùc khôùp xöông vaãn coù theå vaãn ñoäng ñöôïc, thì phaûi ñoäng vieân khích leä noù coù theå töï hoaït ñoäng ñöôïc ñeán phaïm vi toát nhaát, ñoái vôùi caùc khôùp xöông maø khoâng theå hoaït ñoäng ñöôïc nöõa (ví duï nhö bò baïi lieät hoaëc chaân hoaëc tay bò thöông naëng), thì baïn phaûi giuùp caùc khôùp xöông ñoù ñöôïc hoaït ñoäng. Moãi laàn hoaït ñoäng nhö theá phaûi 10 phuùt, moãi ngaøy hai laàn thì môùi coù hieäu quaû.

當病患的關節還可以自行活動時，請鼓勵及督促病患每日能自己活動到最大的範圍，對於病患所不能活動的關節（如中風後或脊髓損傷後的手或腳），請你爲病患執行活動關節吧。每次費時 10 分鐘，每天兩次就有意想不到的效果。

一、Caùc nguyeân taéc khi laøm caùc khôùp xöông hoaït ñoäng
關節活動原則

1. Tröôùc khi laøm caùc khôùp xöông hoaït ñoäng phaûi duøng khaên boâng aám hoaëc caùch nhieät ñaép leân caùc

khôùp xöông, vaø ñeå cho caùc baép thòt ñöôïc meàm maïi sau ñoù môùi coù theå deã daøng tieán haønh laøm.

關節活動前，可適當以熱毛巾或熱墊，熱敷各關節，使肌肉放鬆後會較容易進行。

2. Coù theå töø tay, vai ñeán chaân, töø caùc boä phaän khôùp ôû vò trí gaàn ñeán xa, chuù yù moãi khôùp xöông ñeàu phaûi laøm.

可由手、肩到腳，從各部位的近端到遠端關節，注意每個關節都要做。

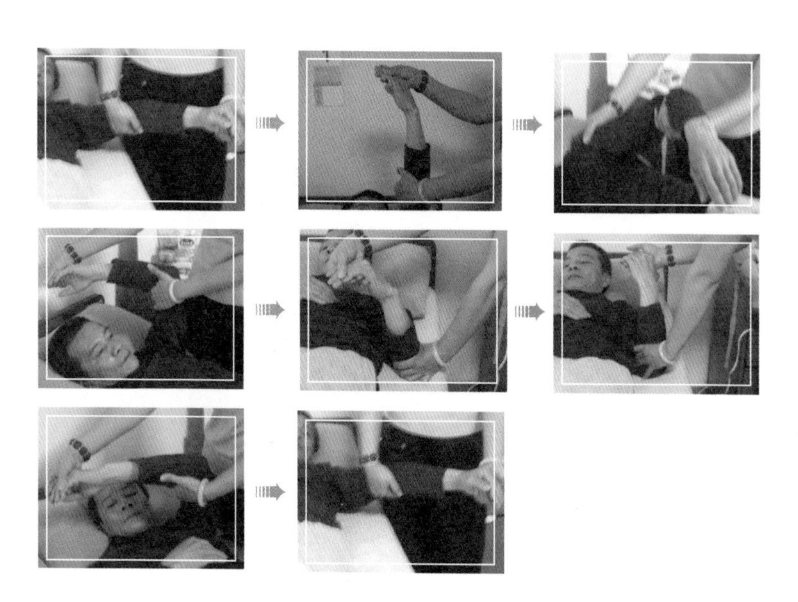

3. Khi laøm cho caùc khôùp xöông hoaït ñoäng neáu gaëp trôû ngaïi veà löïc thì khoâng ñöôïc uoán quaù maïnh hoaëc laø xoay vaën ñeå traùnh xaåy ra tình traïng.
   做關節活動遇到阻力時勿強行彎曲或扭直，以免造成骨折或傷害，每個手關節都採漸進式的增加。

4. Khi vaän ñoäng caùc khôùp xöông ñeàu phaûi coù quy luaät, tieán haønh laøm chaàm chaäm, khoâng ñöôïc cöù laøm laøm roài laïi ngöøng nhö vaäy coi nhö khoâng coù taùc duïng, toát nhaát moãi toái laøm moät laàn, moãi khôùp xöông laøm töø 3 ñeán 5 laàn.
   關節運動要規律、持續執行，不要做做停停等於沒效果，最好是每天早晚各一次，每個關節做三至五次。

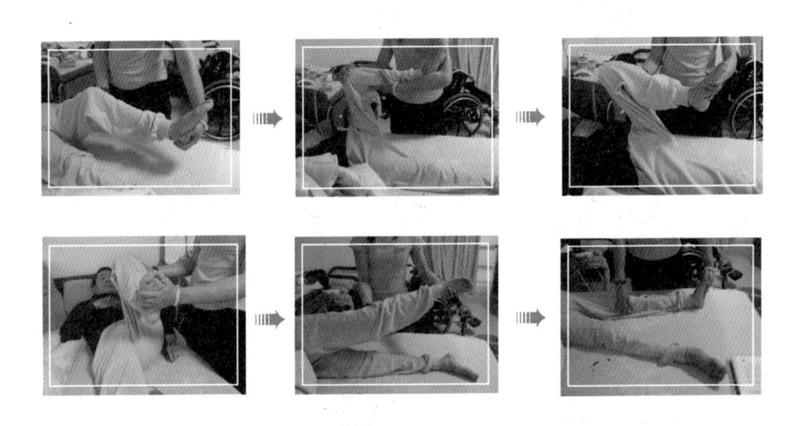

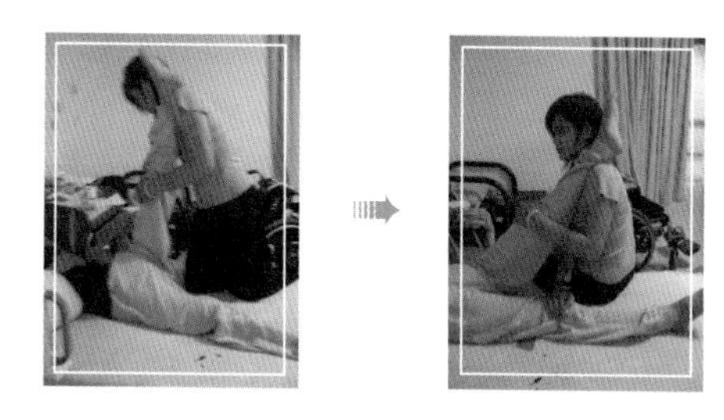

5. Khi thao taùc phaûi chuù yù tö theá cuûa baûn thaân phaûi chuaån, khoâng ñöôïc uoán cong löng quùa ñoä, ñeå traùnh gaây ra toån thöông cho baûn thaân.
操作時注意自己的姿勢要正確，勿過度彎腰，以免造成自己的傷痛。

16 Phư‌ơ'ng pháp luyện tập bàng quang

膀胱訓練方式

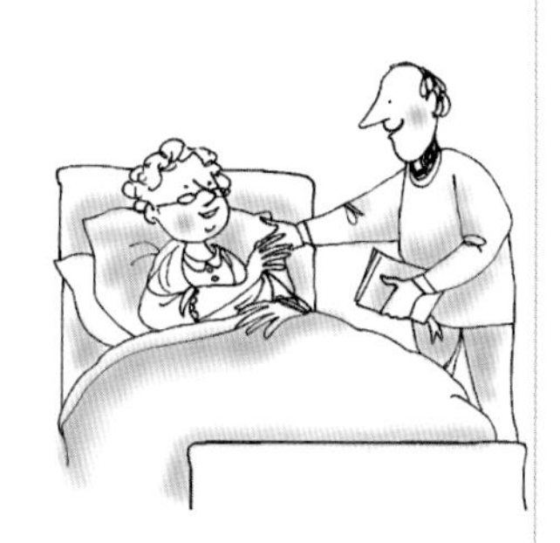

一、Phương pháp

方法

1. Kích thích bàng quang

敲尿

2. Nhịn đi giải

壓尿

二、Lượng nước

水分

1. Nước uống + Đồ ăn có chứa nước.

飲水＋食物含水量。

2. Cứ một tiếng đồng hồ nên có 100-150 cc nước.

平均每小時應進水分 100-150 cc。

三、Thời gian

時間

Cứ 4 tiếng đồng hồ dẫn một lần　短導一次／ 4hr

06:00 AM sáng: Rút ống tiểu ra 早上 6:00 拔導尿管

10:00 AM sáng: Dẫn một lần　早上 10:00 短導

02:00 PM chiều: Dẫn một lần　下午 2:00 短導

06:00 PM chiều: Dẫn một lần　下午 6:00 短導

10:00 PM tối: Cắm ống dẫn tiểu 晚上 10:00 插導尿管

▶ Khi bắt buộc phải dựa vào lượng thay thế lẫn nhau để điều chỉnh thời gian.

必要時依代謝量調節時間。

四、Phương pháp

方法

Khi dẫn nửa tiếng bắt đầu kích thích hoặc nhịn đi giải nửa tiếng.

短導時半小時，開始敲或壓尿壓時半小時。

Khoảng cách kích thích, dẫn và nhịn không được vượt quá nửa tiếng.

短導與敲、壓尿間隔不得超過半小時。

五、Chú ý

注意

1. Sử dụng cốc đo: để đo lượng nước và các chất nhầy.
   使用量杯：測量水及流質食物。

2. Sử dụng cân bàn: để đo đồ ăn rắn.
   使用磅秤：測量固體食物。

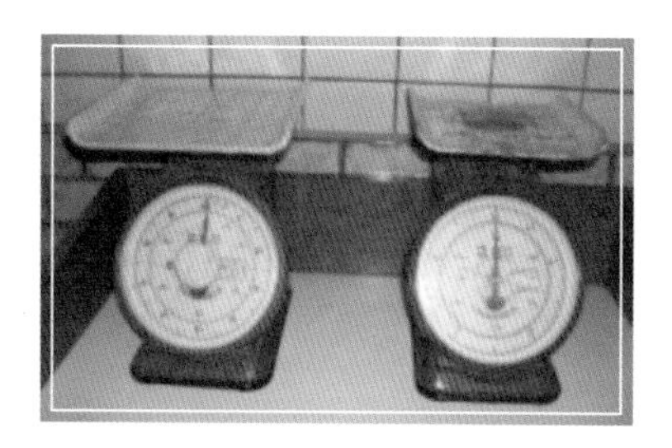

3. Sử dụng đơn ghi chép
   使用記錄單：

▶Ghi chép tỉ mỉ: lượng nước, lượng thức ăn, lượng thẩm

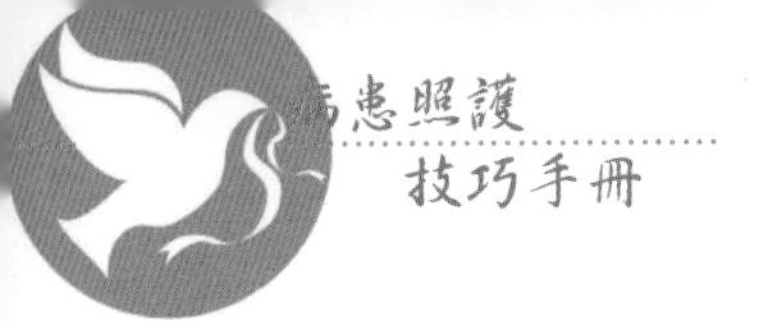

thấu, lượng tự giải và lượng phải dẫn.
詳細紀錄：飲水量、進食量、滲尿、自解量及導尿量

►(Nếu như không biết ghi chép, có thể nhờ y tá viết hộ.)
（詳細紀錄，可請家屬代寫）

4. Sử dụng đồng hồ: nhất định phải tuân thủ thời gian.
使用時鐘：確實守時。

六、Tiêu chí thành công
成功指標

1. Không lây qua đường tiểu tiện.
沒有尿路感染。

2. Từ ba ngày trở lên lượng dẫn nước tiểu nhỏ hơn 100 cc.
連續三天以上導尿量小於 100 cc。

3. Lượng tự giải : lượng dẫn nước tiểu = 3：1 hoặc 4：1
自解量：導尿量＝ 3：1 或 4：1

七、Bí quyết thành công
成功祕訣

Thực hiện đúng + nhẫn nại + kiên trì
確實執行＋耐心＋恆心

17 Caùch chaêm soùc oáng daãn nöôùc tieåu vaø tuùi ñöïng nöôùc tieåu

如何照顧病患的尿管及尿袋

Oáng daãn nöôùc tieåu cuûa ngöôøi giaø chính laø oáng duøng ñeå thoaùt nöôùc tieåu raát quan troïng, neáu baïn maø chaêm soùc moät caùch caån thaän, veä sinh saïch seõ thì coù theå ñeå cho oáng daãn tieåu ñöôïc luoân ñöôïc giöõ gìn saïch seõ, cuõng seõ giaûm ñi vieäc söng taáy, chuùng ta haõy xem hai phöông phaùp döôùi ñaây nheù.

您家人的尿管是他目前排尿的重要途徑，您的細心照顧與清潔可以讓尿管保持通暢，也大大減低發炎的機會，下面讓我們來看看兩種方法吧！

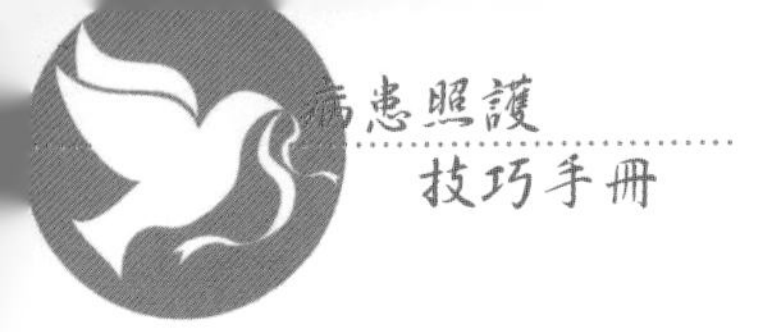

一、Caùc duïng cuï baïn phaûi chuaån bò
您需準備的用物

(Döïa vaøo phöông phaùp maø baïn thích)
（依您喜歡的方式任意選擇）

▶Caùch Ⅰ: Bình röûa(bình nhoû), boâng loaïi lôùn, boâ.
▶Caùch Ⅱ: Xaø phoøng, khaên, chaäu röûa.
+ Vaûi, I-oát, bông loai nhơ

方法Ⅰ：沖洗壺（小茶壺）、大棉花棒、便盆
方法Ⅱ：肥皂、毛巾、水盆
+ 布單、優碘、小棉棒

二、Laøm theo caùch 1
方法 一

1. Ñaët vaûi vaø boâ xuoáng döôùi phaàn moâng.
將布單及便盆放在病患的臀部下。

2. Moät tay caàm bình röûa, duøng nöôùc röûa töø töø boä phaän sinh duïc theo höôùng töø treân xuoáng döôùi, ñoàng thôøi tay kia duøng boâng to veä sinh boä phaän sinh duïc theo höôùng töø trong ra ngoaøi. Boâng khoâng ñöôïc duøng moät cuoän töø ñaàu ñeán cuoái, khi laøm neáu ñeå

boâng chaïm vaøo haäu moân thì khoâng ñöôïc duøng tieáp.
一手拿水壺，在陰部位置由上向下慢慢將水倒出，同時以另一手拿大棉花棒由上往下，由內而外清潔陰部。棉花棒勿一根到底，碰觸肛門時不可再使用。

3. Duøng boâng nhoû taåm I-oát ñeå laøm veä sinh phaàn oáng daãn tieåu tieáp xuùc vôùi boä phaän sinh duïc, lau töø trong ra ngoaøi theo hình troøn cuûa oáng, chuù yù vôùi beänh nhaân nöõ vaø beänh nhaân nam thì boä phaän sinh duïc phaûi ñöôïc veä sinh thaät saïch seõ.
將小棉棒沾優碘在尿道口與尿管接觸的部位，以圓圈式由內向外擦拭一圈，注意女性要撥開陰唇，男性要撥開包皮消毒才會乾淨。

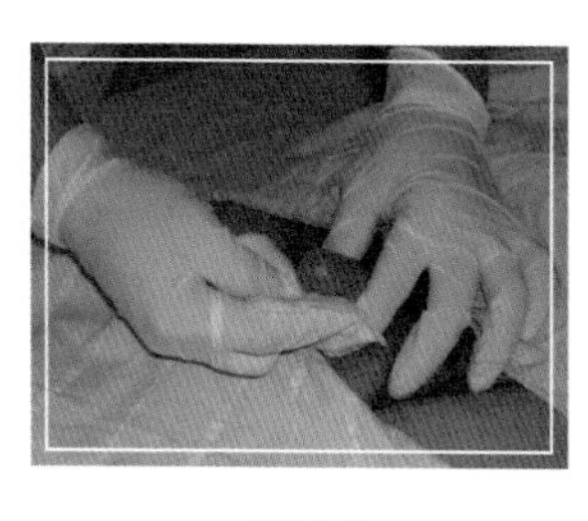
圖(一)

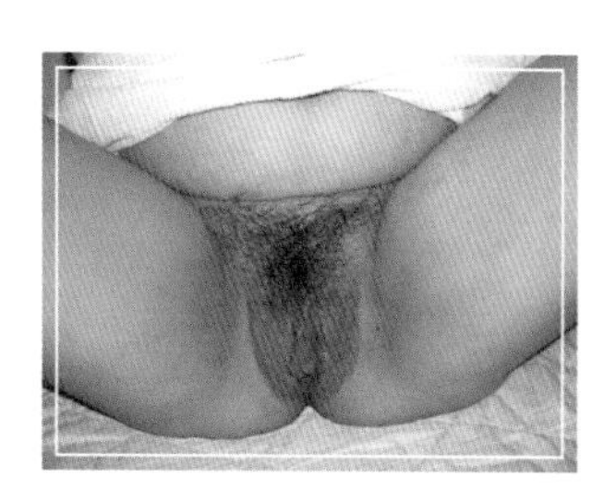
圖(二)

4. Coá ñònh laïi vò trí cuûa oáng daãn nöôùc tieåu.
重新固定好尿管位置。

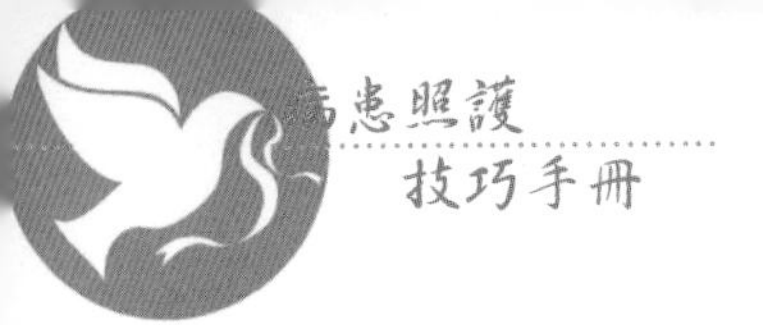

5.Laáy vaûi vaø boâ ra.
將布單及便盆移除。

三、**Caùch 2**
方法二

1.Ñaët vaûi xuoáng döôùi phaàn moâng.
將布單舖於病患的臀部下。

2.Laøm öôùt boä phaän sinh duïc, sau khi chaø xaø phoøng xong thì duøng nöôùc röûa saïch.
將陰部打濕，塗抹肥皂後，在陰部擦洗。

3.Duøng khaên öôùt lau saïch.
以濕毛巾擦去肥皂至清潔。

Caùch coâng ñoaïn tieáp theo laøm nhö caùch böôùc 3,4,5 cuûa phöông phaùp.
同方法 1 之 3、4、5。

四、**Nhöõng ñieàu caàn chuù yù**
注意事項

1.Kyõ thuaät treân phaûi laøm töø 1 ñeán 2 laàn moãi ngaøy.
上述步驟每日請執行一至二次。

2. Oáng daãn nöôùc tieåu moãi ngaøy ít nhaát phaûi naén moät laàn ñeå traùnh tình traïng oáng bò gaäp, bò eùp xuoáng, khoâng thoâng ñöôïc nöôùc tieåu.
尿管每日至少要擠壓一次，避免折到或壓到，以保持暢通。

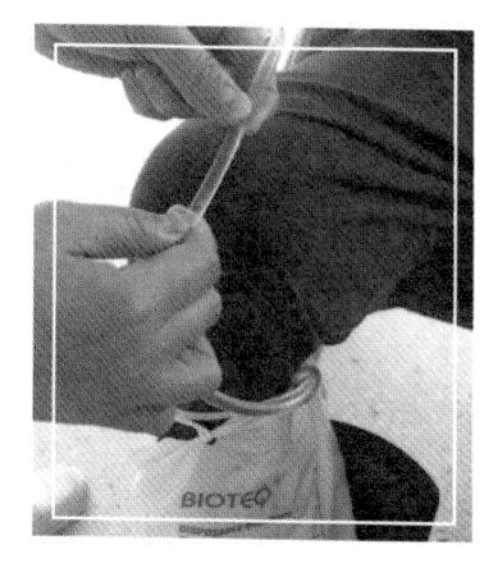

圖(一)

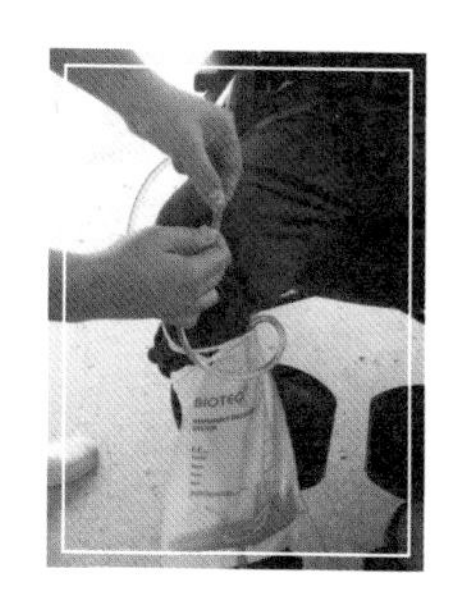

圖(二)

3. Ñoä cao cuûa tuùi ñöïng nöôùc tieåu phaûi thaáp hôn vò trí cuûa baøng quang (nhöng khoâng ñöôïc ñaët treân maët ñaát), moãi ngaøy phaûi ñoå nöôùc tieåu ít nhaát 3 laàn, vaø phaûi ghi laïi löôïng nöôùc tieåu moãi laàn ñoå.
尿袋高度要低於膀胱位置（但不可置放於地面上），每日至少要倒尿三次，並記錄尿量。

4. Moãi ngaøy cho beänh nhaân uoáng töø 2500 ñeán 3000 cc nöôùc.
每日給病患喝水 2500-3000 cc。

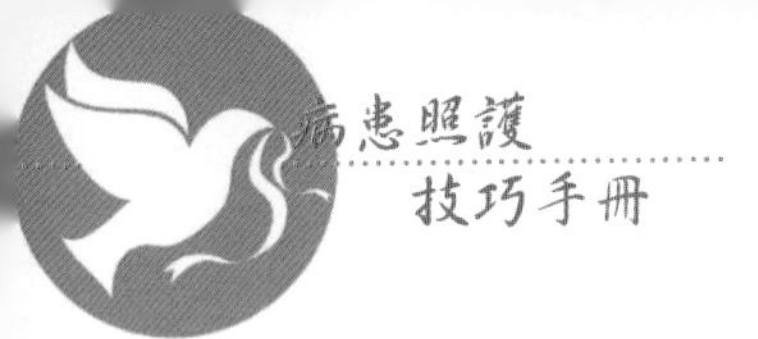

5.Neáu ngöôøi beänh soát, löôïng nöôùc tieåu nhoû hôn 500 cc/ngaøy, ñi tieåu ra maùu, ñaùi daét hoaëc oáng daãn nöôùc tieåu bò tuoät ra, phaûi nhanh choùng lieân laïc thoâng baùo cho nhaân vieân y taù bieát ñeå kòp thôøi xöû lyù.

如有發燒，尿量少於 500 cc／日、血尿、滲尿、或尿管脫出，請儘快與醫護人員聯絡。

18 Cách luyện tập đại tiện

大便訓練衛教單

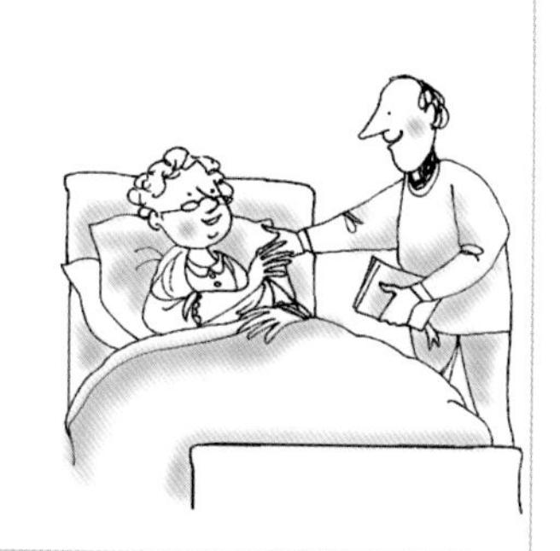

一、**Mục đích của luyện tập đại tiện**
排便訓練的目的

1. Thiết lập thói quen đường dạ dày, để giảm bớt hiện tượng đại tiện không thông.
建立規則排空腸道的習慣，減少大便失禁的現象。

2. Tránh táo bón và tắc đường ruột.
避免便秘及腸阻塞。

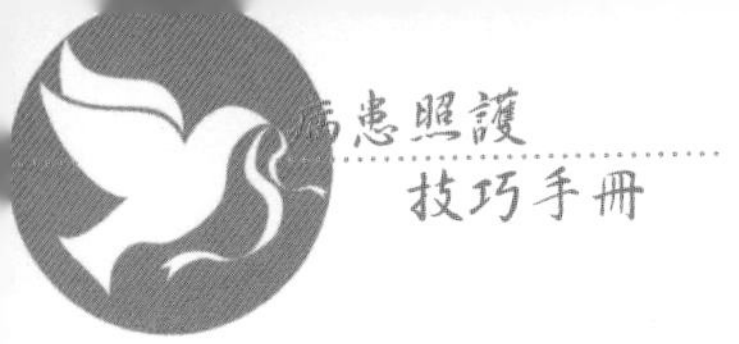

二、**Đối tượng**

對象

1. Người già.

老年人。

2. Trường kỳ nằm trên giường.

長期臥床的病人。

3. Táo bón mãn tính.

慢性便秘病人。

4. Vôi hoá cột sống.

脊髓損傷病人。

5. Trúng gió não.

腦中風病人。

三、**Luyện tập đại tiện cần chú ý những điều sau**

排便訓練應注意事項

1. Thức ăn

飲食：

▶ Dùng các thức ăn có chứa nhiều chất sơ, dễ tiêu và hàm lượng nước cao. Như gạo chưa sát, các loại bánh bao, các

loại ngũ cốc, các loại rau. Hoa quả có mơ, đu đủ, chuối tiêu, cam…những loại này sẽ giúp cho đại tiện dễ dàng.
採均衡飲食，應含適量纖維增加糞便量及其含水量。如糙米、全麥麵包、全穀類、葉菜類。水果中有梅子、木瓜、香蕉、柳丁等亦可幫助排便。

2. Thể lỏng
液體：

▶ Người trưởng thành mỗi ngày nên có từ 2000-2500 cc lượng nước hấp thụ vào người, như vậy sẽ giúp cho đại tiện dễ dàng. Mà nước hoa quả, nước chanh, những nước hoa quả này đều tốt cho dạ dày.
成人每日應攝取2000-2500 cc的液體，適度軟化糞便。而果汁、檸檬水、高纖飲料都能刺激腸蠕動。

3. Thời gian
時間：

▶ Thực hiện ngay sau bữa ăn, nhưng sau bữa ăn sáng là tốt nhất. Do còn liên quan đến sinh hoạt hàng ngày nên cũng có thể sắp xếp thực hiện sau bữa ăn trưa hoặc ăn tối nhưng phải nhớ làm theo thời gian cố định.
配合飯後胃腸蠕動執行，以早餐後爲最佳，如因日常

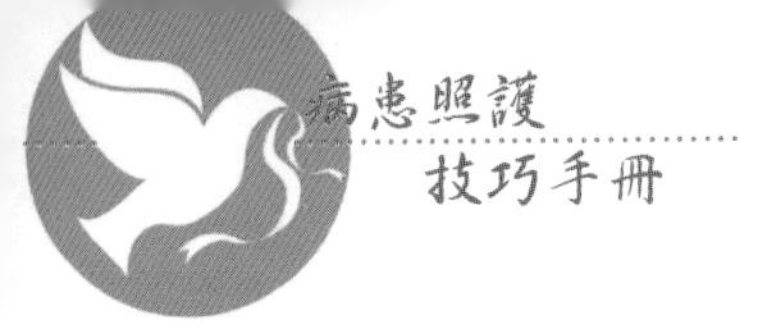

生活關係亦可安排在中餐或晚餐後，但切記所訂下的時間必須固定。

4. Vận động

運動：

► Có thể dùng toàn bộ sức lực của gân cốt thúc dạ dày hoạt động để phân dễ dàng ra ngoài, nếu không sẽ dẫn đến táo bón.

可增加全身肌肉張力及增強排便肌肉的肌力，亦可促進腸蠕動以利糞便排出體外，否則易產生便秘。

四、Phương pháp

方法

1. Sau bữa ăn 30 phút ngồi lên bồn cầu hoặc ngồi một nửa (ngồi nghiêng về phía bên trái) trên giường, từ phải đưa lên xong từ trái đưa xuống chỗ ruột lớn xoa bóp 15 phút. Nếu chưa được, phải lấy tay nhét thuốc vào lỗ hậu môn khoảng 2 cm kích thích một cách nhẹ nhàng nhanh chóng (2-3 phút) cho đến khi lỗ hậu môn thả lỏng ra.

吃完飯後 30 分鐘，坐於馬桶或半坐臥（左側臥亦可）於床上，由右向上再向左後再向下，順著大腸走向按摩 15 分鐘。若未解，以手沾塗潤滑劑，伸入肛門約 2

公分，輕柔快速地做環狀刺激（2-3 分鐘），至肛門放鬆爲止；傷及排便中樞肛門鬆弛者，應採挖便。

2. Nếu chưa đi được hay đi không hết, sẽ làm thêm 1 lần nữa (xoa bóp 15 phúp cho hậu môn mền).
如未解或解不乾淨時，再重複一次（按摩 15 分鐘加肛門刺激）。

3. Đi đại tiện xong, khi lau thấy có vết máu, có thể phân cứng hay bị thương, nếu ra máu nhiều phải báo với bác sĩ .
解完大便後，若擦拭時有血跡，可能是大便太硬或痔瘡，若出血多應就醫。

五、Cách dùng thuốcthông và đầu thông
栓劑或甘油球之使用

1. Thuốc thông
栓劑：

▶ Trước bữa cơm 30 phút nhét vào, sau khi ăn xong 30 phút sẽ xoa bóp bụng và hậu môn.
於飯前 30 分鐘塞入，飯後 30 分鐘按上述方式做腹部按摩及肛門刺激。

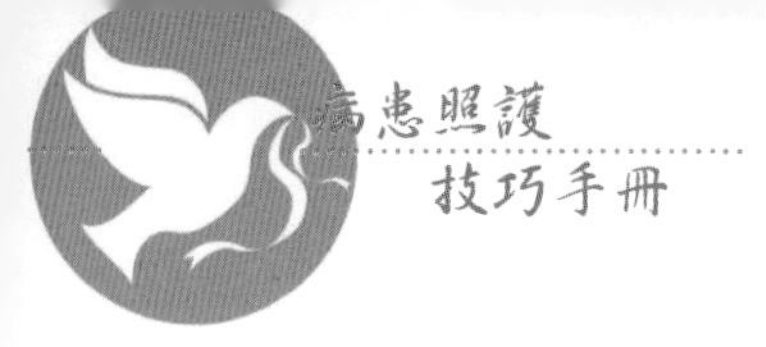

2. Ống đầu thông

甘油球：

►Nếu còn không đi được sẽ chít vào.

於上述排便訓練後未解時灌入。

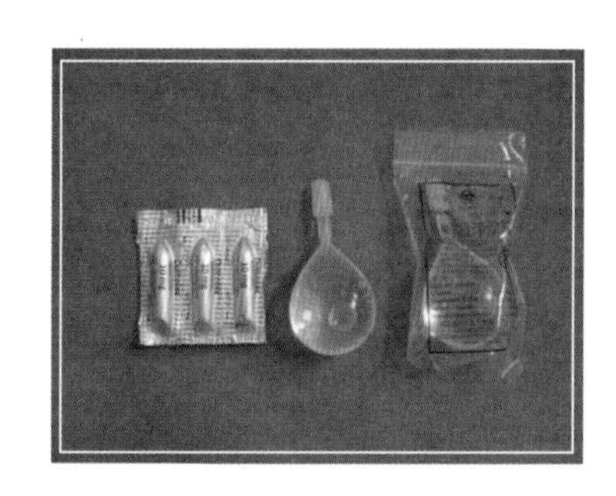

✤Phương pháp

方法

1. Trước hết đi ngăng tay, lấy thuốc trơn đưa vào hậu môn kiểm tra có bị táo bón không, nếu có thì nhẹ nhàng móc ra để tránh ảnh hưởng đến hiệu quả.

   先戴上手套，塗潤滑劑伸入肛門檢查有無硬便，有則先輕輕挖出，以免影響效果。

2. Cho thuốc thông và đầu thông nhét vào hậu môn, phải đưa trực tiếp vào ruột để thuốc thấm, kích thích cho ruột sôi

mới dễ đi ngoài.

將栓劑或甘油球塞入肛門，靠在直腸壁上以利藥物吸收，刺激腸蠕動，引發排便。

六、Kết luận
結論

Luyện tập đại tiện sau một thời gian, nếu có thể đi đại tiện theo thời gian nhất định và giữa hai lần đại tiện không có hiện tượng gì xảy ra như vậy là thành công.

大便訓練一段時間後，若能按時解出軟硬適中的大便，在兩次大便中間沒有意外排便現象，就算成功了。

✤Nếu luyện tập thành công xong vẫn không được coi nhẹ.
訓練成功後仍不可忽視：

1. Ăn uống.
飲食。

2. Lượng nước.
水分。

3. Định kỳ.
定時。

4. Sự quan trọng của việc vận động.

運動的重要。

Để tránh trường hợp lai bị rối loạn khó đi ngoài, gây khó khăn. Chỉ cần chúý những trọng điểm trên, thực hiện một cách nhẫn nại, tin tưởng bạn sẽ hình thành thói quen tốt về đại tiện .

以免造成排便的再次紊亂，徒增困擾，只要注意以上所提到的重點，耐心執行，相信您便能成功地養成良好的排便習慣。

✤Hình ruột già của người

人體大腸走向圖：

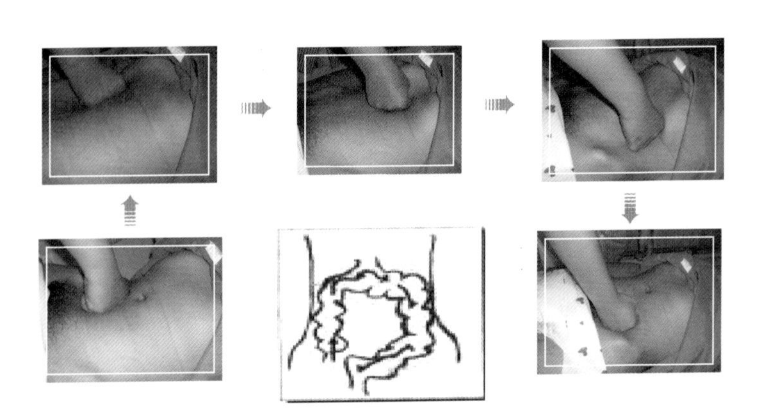

19 Vieäc xöû lyù nhöõng phaùt taùc ôû ngöôøi beänh lieät

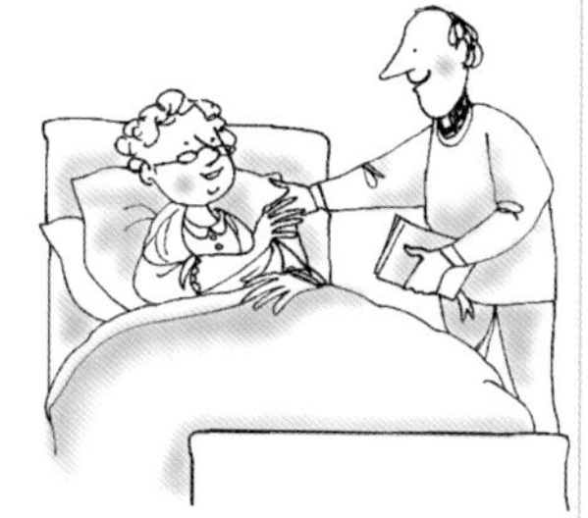

癲癇患者發作之處理

一、Phöông phaùp chaêm soùc duy trì khi phaùt taùc
發作時的保護方法

1. Baûo ñaûm yeân tónh, luoân ôû beân caïnh ngöôøi beänh, neáu toaøn thaân co giaät khoâng ñöôïc keát thuùc söï soáng cuûa ngöôøi beänh.
保持安靜，留在病患身邊，若全身抽動不要約束病患。

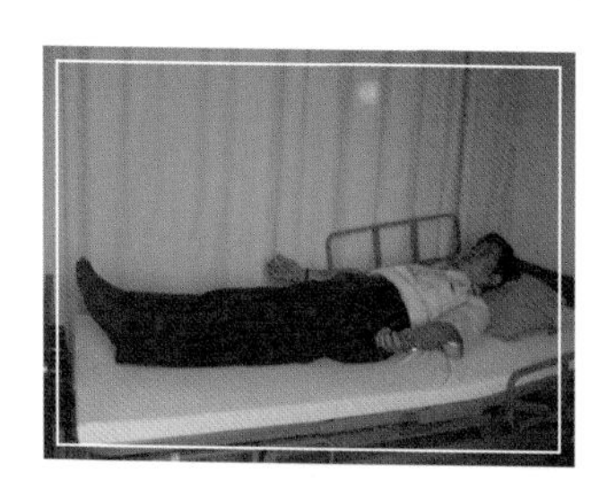

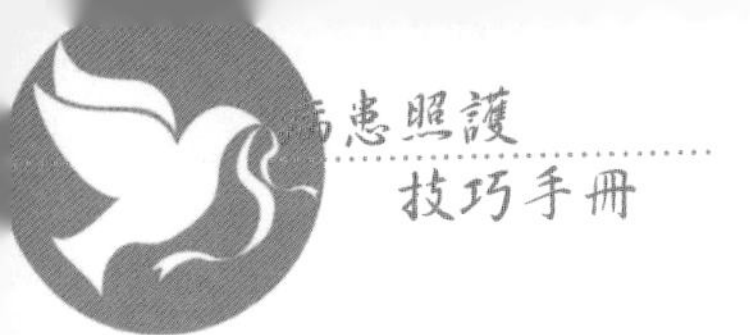

2. Luoân baûo ñaûm ngöôøi beänh thôû bình thöôøng, ñeå ngöôøi beänh naèm caån thaän taïi choã cuõ, di dôøi taát caû nhöõng vaät coù theå gaây toån thöông cho ngöôøi beänh.
確保病患呼吸道通暢，將病患小心地放在原地，移開可能對病患造成傷害的物品。

3. Côûi loûng quaàn aùo, cho ngöôøi beänh naèm nghieâng ñeå phaân nöôùc tieåu hoaëc thöïc aên trong mieäng tuoân ra, traùnh tröôøng hôïp chui vaøo trong phoåi vaø löôõi thuït vaøo trong gaây ra taéc thôû.
鬆開過緊衣物，讓病患側臥以便分泌物或食物易由嘴角流出，防止吸入肺內及舌頭往後而堵住呼吸道。

4. Duøng vaät cöùng hoaëc töï cho ngoùn troû vaøo giöõa raêng ngöôøi beänh, neáu tröôùc khi phaùt taùc ngöôøi beänh coù nhöõng trieäu chöùng (nghe lô mô, ñoät nhieân ñau ñaàu, töùc giaän, raêng môû roäng, höùng phaán) thì laäp töùc phaûi noùi vôùi ngöôøi nhaø, ñeå nôùi loûng quaàn aùo quaù chaät, cho naèm ôû nhöõng choã yeân tónh, toái, khi caàn coù theå eùp ñaàu löôõi (ñaàu coù theå nheùt vaûi xoâ) hoaëc khaên boâng meàm ñeå vaøo giöõa raêng treân vaø raêng döôùi.
勿將硬物或自己的手指塞入病患的牙齒間，若病患發作前有先兆（幻聽、突然頭痛、生氣、牙齒打顫、興奮）則應立即告訴家人，將皮帶及過緊的衣服鬆開，躺在安靜且幽暗的房間，需要時用壓舌板(前端需裹紗布)或軟毛巾置於上下牙齒之間。

5. Sau khi côn co giaät chaám döùt, ngöôøi beänh coù theå seõ buoàn nguû, trong khoaûng thôøi gian naøy ngöôøi beänh seõ khoâng coù phaûn öùng, luùc naøy coù theå ñeå ngöôøi beänh nguû, giöõ aám caàn thieát cho ngöôøi beänh, coù theå goïi ngöôøi beänh cho ñeán khi ngöôøi beänh coù phaûn öùng.
當抽搐停止後，病患可能變得想睡、較無反應，這段時間長短因人而異，此時讓病患繼續側睡，給予適當保暖，可以叫喚他直到有反應及意識恢復爲止。

二、Taùc duïng phuï thöôøng gaëp khi duøng thuoác vaø bieän phaùp xöû lyù

抗癲癇藥物常見的副作用及處理方法

1. Caùc phaûn öùng nhaïy caûm vôùi thuoác nhö: maån muïn, ngöùa, vieâm da coù lieân quan ñeán theå chaát cuûa töøng ngöôøi beänh, ña soá phaùt sinh sau khi uoáng thuoác 2 ñeán 3 tuaàn.
皮膚疹、癢、皮膚炎等過敏反應，此與個人的特異體

質較有關，大部分發生在開始服藥的第二、三週。

2.Nguû meâ meät, choùng maët, phaûn öùng chaäm chaïp: chuù yù khi chuyeån tö theá cho ngöôøi beänh phaûi duøng phöông phaùp töø töø, ñeå traùnh laøm ngaõ ngöôøi beänh ngoaøi yù muoán.
愛睏、昏睡、頭暈、反應遲鈍，注意當姿勢改變時，儘量採取漸進式，以防跌倒造成意外。

3.Bình thöôøng phaûi cho uoáng thuoác theo ñuùng ñôn thuoác, khoâng ñöôïc töï yù ngöøng cho uoáng thuoác hoaëc thay ñoåi lieàu löôïng thuoác, ñoàng thôøi phaûi thöïc hieän coá ñònh kieåm tra laïi vaø phaûi kieåm tra maùu, vaø phaûi ñaûm baûo löôïng thuoác uoáng trong phaïm vi cho pheùp ñeå traùnh phaùt taùc baïi lieät.
平時應依醫囑定時服藥，勿自行停藥或改變劑量，並固定回門診追蹤及抽血檢查，以確保藥量控制在安全有效範圍預防癲癇發作。

20 Những điều cần biết về phòng tránh vấp ngã

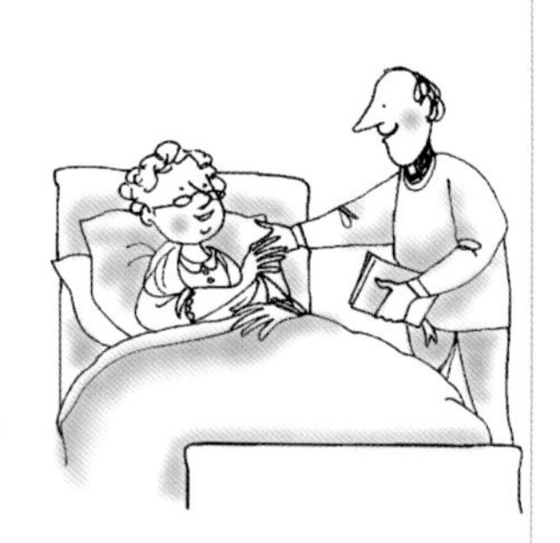

預防跌倒需知

Phòng tránh vấp ngã mà làm tốt, hậu quả của nó sẽ tự nhiên giảm bớt.

——跌倒措施做得好，跌倒傷害自然少。

一、Những ai dễ vấp ngã

那些人容易跌倒

1. Những người cao tuổi từ 65 tuổi trở lên, và trẻ từ 6 tuổi trở xuống.
   年紀大於 65 歲的老年人及小於 6 歲的孩童。

2. Những bệnh nhân không có người ở bên cạnh chăm sóc.
   沒有照顧者在旁照護者。

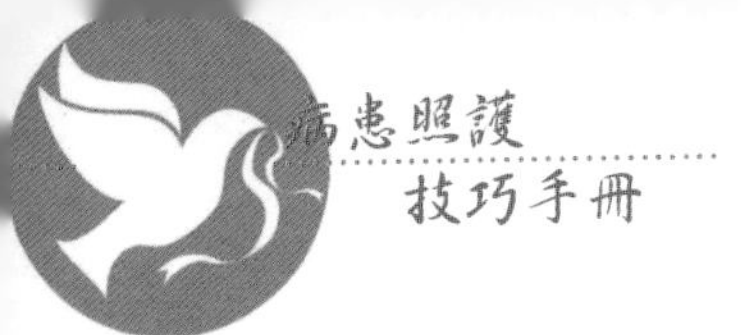

3. Những người đã từng bị ngã.
過去曾跌倒者。

4. Những người có trạng thái đi không vững.
步態不穩者。

5. Những người thiếu máu hoặc huyết áp thấp.
貧血或姿勢性低血壓。

6. Những người suy dinh dưỡng, suy nhược cơ thể, chóng mặt.
營養不良、虛弱、頭暈。

7. Những người mất trí (mất đi cảm giác định hướng, hành động lung tung).
意識障礙（失去定向感、躁動混亂……）。

8. Uống thuốc có ảnh hưởng đến trí nhớ hoặc động tác (như uống thuốc lợi tiểu, thuốc chống đau, thuốc ngủ, thuốc trợ tim, thuốc dễ bài tiết).
服用影響意識或活動的藥物（利尿劑、止痛劑、鎮靜安眠藥物、心血管用藥、輕瀉劑）。

9. Thường xuyên mất ngủ.
睡眠障礙。

10. Chức năng hoạt động của các chi khó khăn.
肢體活動功能障礙。

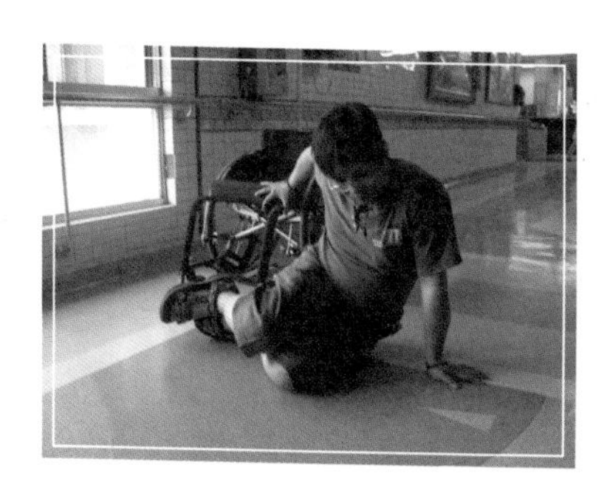

二、Làm thế nào để phòng tránh vấp ngã
如何預防跌倒

1. Khi bệnh nhân thấy chóng mặt, huyết áp không ổn định, hoặc dùng thuốc ngủ, trước khi xuống giường phải cho bệnh nhân ngồi sát thành giường, sau đó người chăm sóc bệnh nhân sẽ từ từ đỡ người bệnh xuống.
當病患有頭暈、血壓不穩或服用鎮靜安眠藥物時，下床前要先坐於床緣，再由照顧者扶下床。

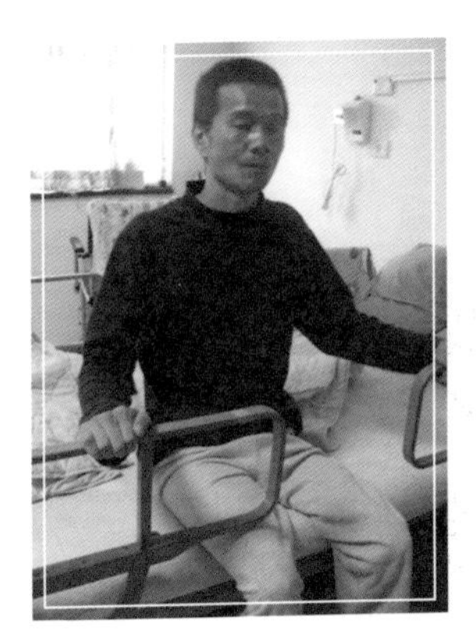

圖(一)

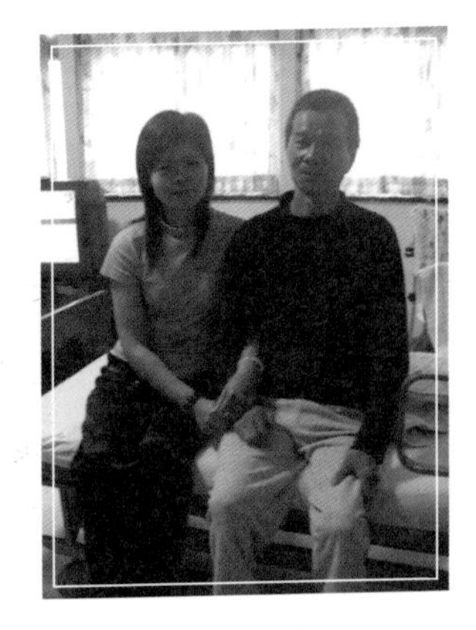

圖(二)

2. Xin mặc quần áo thích hợp, để tránh trường hợp do quần quá rộng, mắc vướng ngã.
請穿著合適衣物，以免衣褲太大造成絆倒。

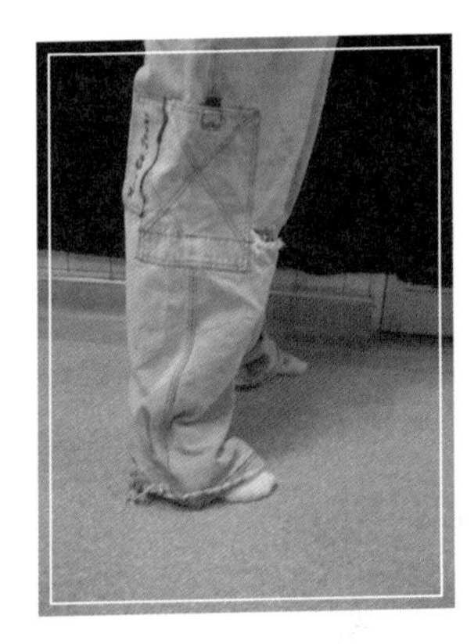

圖(一)

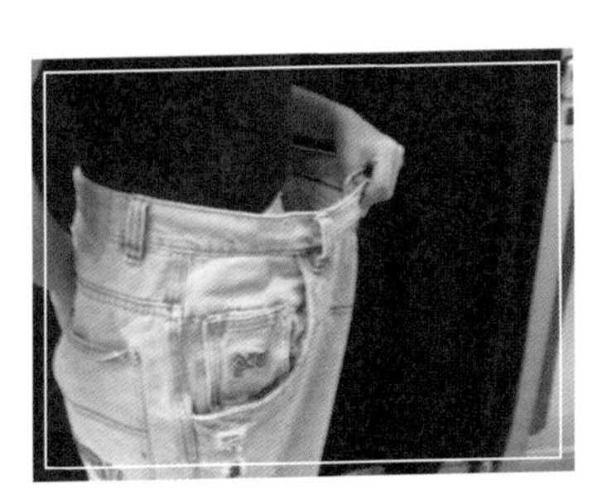

圖(二)

3. Nên đi giầy trống trơn, tuyệt đối không được đi chân đất.
應穿著具防滑的鞋子，切勿打赤腳。

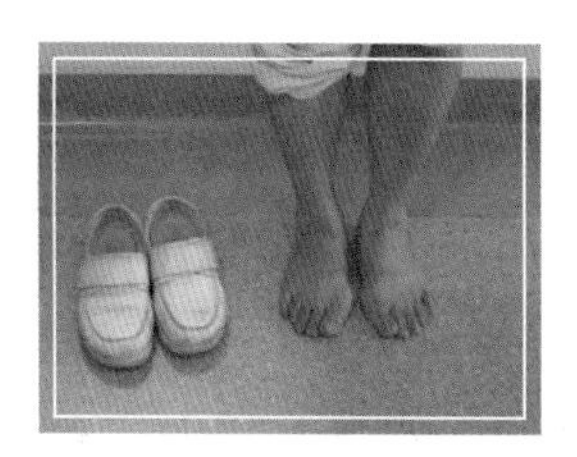

4. Nếu như người bệnh có trạng thái đi không vững, xin sử dụng thiết bị trợ giúp đi lại hoặc phải có người thân giúp đỡ người bệnh đi lại.
若病患步態不穩，請使用穩固助行器或家人協助病患走路。

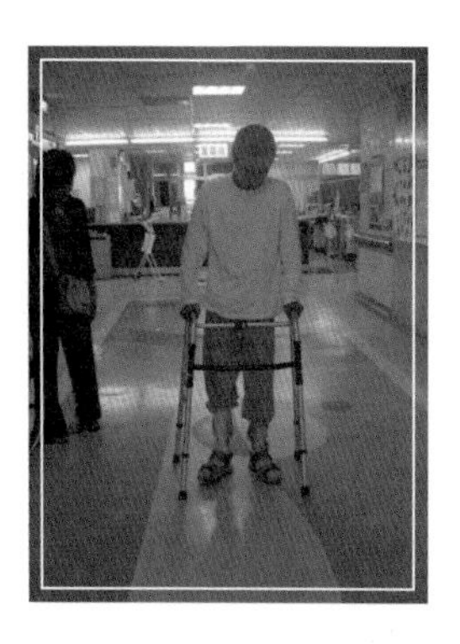

5. Xin để dây đèn đỏ, ống tiểu tiện, kính mắt, tạp chí ở chỗ người bệnh dễ lấy nhất.
請將紅燈線（在醫院時）、尿壺、眼鏡、雜誌放置在病患隨手易取得處。

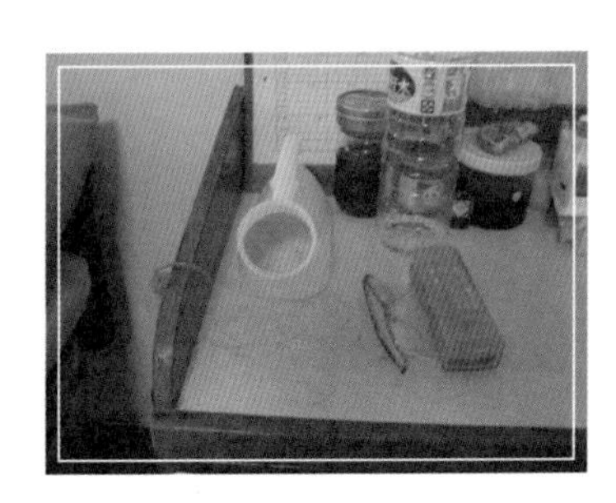

6. Khi bạn cần sự giúp đỡ mà không có ngườI Chăm sóc ở bên cạnh, xin bạn lập tức ấn chuông để thông báo cho nhân viên hộ lý biết.
當您需要協助而無照顧者在旁時，（在醫院時）請立即按鈴通知護理人員。

7. Khi nền nhà bị làm ướt, xin bạn lập tức thong báo cho nhân viên hộ lý biết, để tránh bị ngã do trơn.
應保持地面乾燥，以防滑倒。

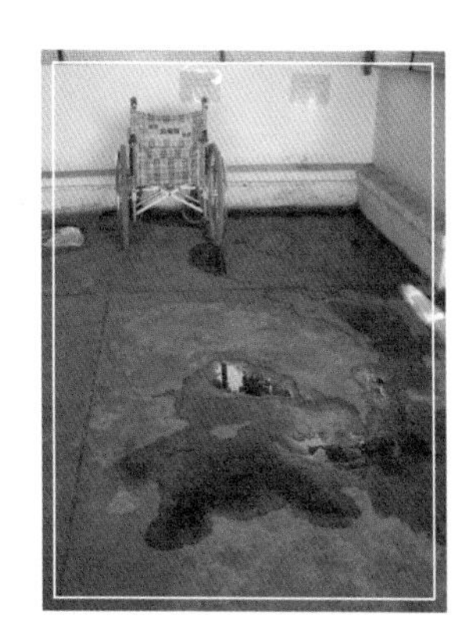

8. Luôn luôn để phòng được chiếu sáng, để tăng độ nhìn rõ và buổi đêm phải để đèn ngủ.
   提供室內足夠的燈光增加能見度，並提供床旁夜燈照明。

9. Các đồ dùng cá nhân xin để gọn vào tủ, luôn luôn giữ cho hành lang được thông thoáng, tránh cho bề mặt hành lang bừa bộn, để tránh do trơn vấp ngã.
   物品請儘量收於櫃內，保持走道暢通及避免地板表面雜亂，以防不慎滑倒。

10. Khi người bệnh nằm trên giường nghỉ ngơi, xin để giường ở vị trí thấp nhất.
    當病患休息臥床時，請將床擺置最低的位置。

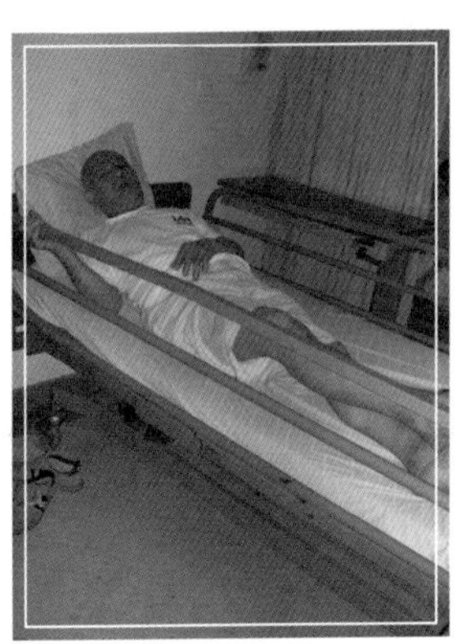

11. Nếu như đã kéo hai thành giường lên, khi muốn xuống giường, trước hết phải hạ thành giường xuống, tuyệt đối không được lật người đi, lật người lại.
若已將床欄拉起，要下床時應先將床欄放下來，切勿翻越。

12. Khi bạn chăm sóc bệnh nhân có hành động lung tung, tinh thần không minh mẫn, xin bạn lập tức kéo thành giường lên, và quan sát xem có cần phải dùng dây buộc bảo vệ không.
當您所照顧的病患躁動不安、意識不清時，請將床欄拉起，並視需要給予約束保護。

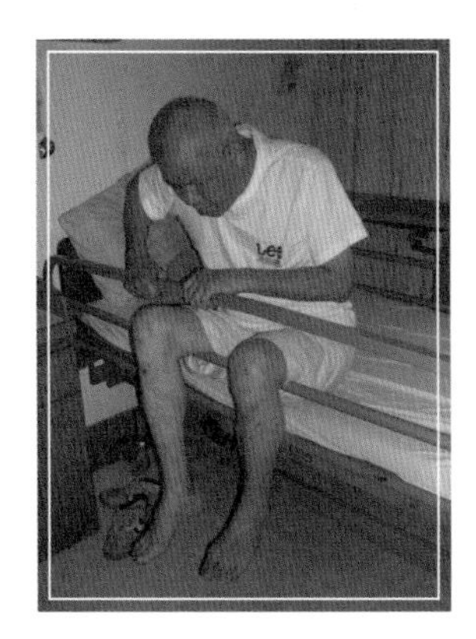

13. Trong quá trình chuyển người bệnh, xin chú ý bánh xe lăn hoặc giữa bánh xe lăn và giường đã cố định chưa.
在運送病患過程中，請注意輪椅或床之輪子固定。

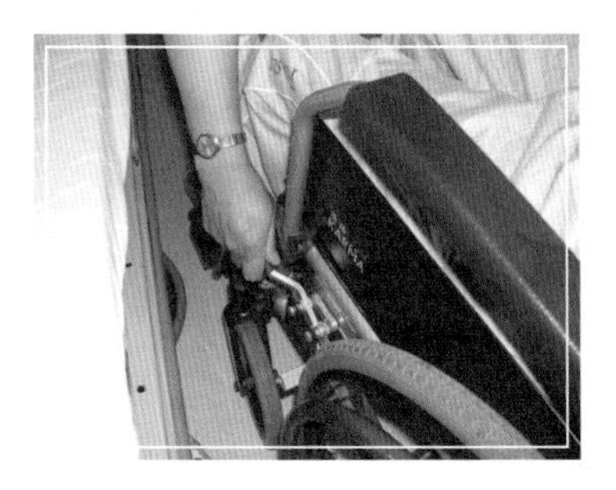

14. Phải để những đồ vật dụng mà trẻ có thể leo trèo lấy được

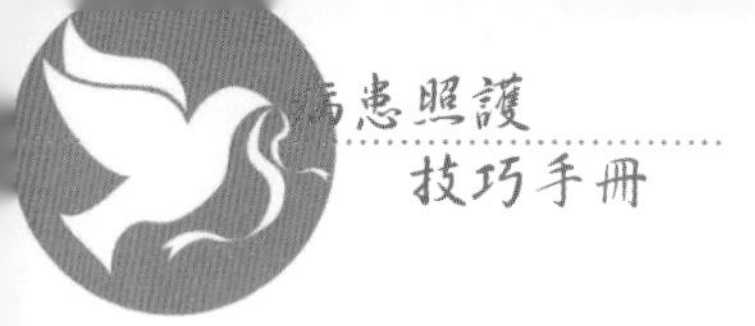

đi chỗ khác.

需將嬰兒或幼童易於以爬行方式取得的物體移除。

15. Khi người chăm sóc bệnh nhân có nhu cầu rời khỏi phòng bệnh, xin nhớ kéo thành giường của giường trẻ lên và phải thông báo cho hộ lý biết.

請勿將嬰幼兒單獨留在房間內或床上。

國家圖書館出版品預行編目資料

好看護的第一本速查手冊（中越對照版）
／林秀英, 何美娜著.--初版.--臺北市：書泉, 2011.02
面； 公分
中越對照
ISBN 978-986-121-655-3（平裝）

1.長期照護

419.79 99026735

※原版書名為：病患照護技巧手冊（越南版）

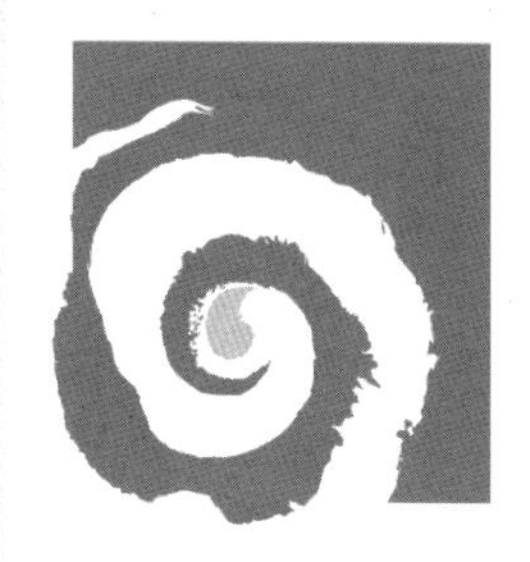

3Q18

好看護的第一本速查手冊（中越對照版）

作　　者 — 林秀英　何美娜
發 行 人 — 楊榮川
總 編 輯 — 龐君豪
主　　編 — 王俐文
責任編輯 — 劉媁伈　陳俐君　黃馨嬅
出 版 者 — 書泉出版社
地　　址：106臺北市大安區和平東路二段339號4樓
電　　話：(02)2705-5066　傳真：(02)2706-6100
網　　址：http://www.wunan.com.tw
電子郵件：shuchuan@shuchuan.com.tw
劃撥帳號：01303853
戶　　名：書泉出版社

總 經 銷：聯寶國際文化事業有限公司
電　　話：(02)2695-4083
地　　址：221臺北縣汐止市康寧街169巷27號8樓

法律顧問：元貞聯合法律事務所　張澤平律師

出版日期：2011年2月初版一刷
定　　價：新臺幣250元